NOUVEAU TRAITEMENT

DE LA

FIÈVRE TYPHOÏDE

Paris. — Typ. de H. S. Dondey-Dupré, rue Saint-Louis, 46.

NOUVEAU TRAITEMENT

DE LA

FIÈVRE TYPHOÏDE

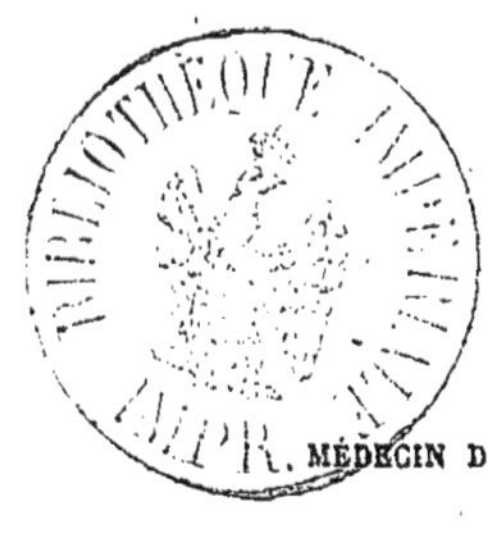

Par **J. F. MAGONTY**

Docteur en médecine

MÉDECIN DE L'ASSISTANCE PUBLIQUE AU BUREAU DE BIENFAISANCE
DU 2e ARRONDISSEMENT

PARIS

CHEZ TOUS LES LIBRAIRES DE L'ÉCOLE DE MÉDECINE
ET CHEZ L'AUTEUR, RUE DES MARTYRS, 12

1859

A MONSIEUR LE DOCTEUR ROCHE,

CHEVALIER DE LA LÉGION D'HONNEUR, MEMBRE DE L'ACADÉMIE IMPÉRIALE DE MÉDECINE.

Comme un témoignage de la profonde estime que je lui porte, et des sentiments de reconnaissance dont je suis pénétré.

J. F. MAGONTY.

COURTE PRÉFACE.

Ce travail n'est point une de ces conceptions de cabinet où l'imagination et le raisonnement ont fait tous les frais. Il ressort exclusivement de l'étude des propriétés d'un médicament et de leur application à la nature d'une maladie.

S'il se fût seulement agi de développer des idées théoriques et thérapeutiques, quelques jours auraient suffi à la besogne, et j'aurais depuis longtemps joui des honneurs sans profit de l'impression ; mais voulant qu'il ait sa raison d'être dans son utilité, il a fallu qu'il soit basé sur des faits, et mon ambition a été d'en rapporter un certain nombre.

Puissent ce travail et ma patience mériter l'estime de mes confrères !

NOUVEAU TRAITEMENT

DE LA

FIÈVRE TYPHOÏDE

PREMIÈRE PARTIE

I

La fièvre typhoïde est de toutes les maladies celle qui laisse le moins à désirer sous le double rapport de l'anatomie pathologique et de la symptomatologie. Les travaux de MM. Serres, Louis, Bretonneau, Andral, Chomel, Bouillaud, etc., etc., ont si savamment décrit les lésions qui la caractérisent, et retracé avec tant de fidélité les symptômes qui l'expriment, qu'on ne saurait découvrir le moindre coin d'inexploré dans le champ où se sont placés ces grands maîtres.

Aussi bien, cette luxueuse exposition serait superflue ici; elle dépasserait, sans le servir, le but de ce Mémoire, dans lequel nous nous sommes uniquement proposé d'envisager cette maladie par son côté spécial, ce côté spécial nous ayant conduit au traitement que nous publions.

Nous exposerions même sans aucun commentaire ce que promet le titre de ce travail, si la science n'imposait des déductions valables à la production d'une idée thérapeutique. Cette dernière obligation nous permet d'entrer dans quelques considérations.

Notre époque est marquée par un besoin irrésistible de recherches expérimentales. Tout est remis en question, et des doctrines médicales qui naguère jouissaient d'une incontestable célébrité, ont perdu de leur autorité. Par une espèce d'intuition non moins entraînante que les séductions de Cullen, on est revenu à la prééminence des causes internes en pathologie. Loin de dédaigner maintenant la physique et la chimie, on demande à ces sciences l'explication des phénomènes physiologiques et pathologiques incompris jusqu'à présent. On se repose sur elles. Nulle autre voie ne semble ouverte pour nous dévoiler les causes cachées des maux qui nous affligent, et l'on en espère des agents médicamenteux qui sauront agrandir l'art de guérir, et lui donner plus de certitude. Il est bon, dit-on à l'envi, de reconnaître une maladie, mais il est plus beau d'en arrêter, si l'on peut, les progrès.

La haine de Guy-Patin pour les médicaments chimiques n'existe plus.

Toutefois, au milieu de ce bouleversement et de cet enfantement plus pénible où se pressent et s'activent les médecins penseurs, à cette heure où la spécificité occupe toutes les intelligences médicales, *quels sont les bénéfices que notre ère scientifique, si éminemment expérimentale, est venue apporter aux maladies spécifiques?*

Quelle est, pour rester avec le sujet qu'on traite, la thérapeutique de la fièvre typhoïde?

Diffère-t-elle de ce qu'elle était dans un temps plus ou moins reculé?

La science ne saurait-elle mieux faire?

Telles sont les questions que nous nous adressions en 1854, lorsque l'insuffisance des moyens usités dans cette affection nous fit abandonner la route battue.

Telles sont celles que nous nous adressons encore aujourd'hui, où l'expérience est venue confirmer nos prévisions et approuver notre inconstance.

II

Les anciens admettaient, on le sait, des principes morbides, ils les accusaient de troubler l'harmonie des fonctions organiques. Les humoristes avaient accrédité que ces principes tenaient à la viciation des humeurs, viciation qui, suivant Galien, était la conséquence de l'alliance des éléments avec les quatre humeurs dites cardinales. Ils croyaient aux modifications que le sang, la bile et les matières contenues dans le tube digestif pouvaient subir, et à l'influence secondaire de ces produits sur l'organisme.

Les chimiâtres, ou les partisans des doctrines de Paracelse, prétendaient expliquer les phénomènes morbides à l'aide de la chimie imparfaite de leur temps, et ne voyaient que fermentation, distillation, effervescence des humeurs. Boerhaave, Hoffmann, etc., soutenaient que toutes les maladies naissent de la corruption, de la putréfaction des humeurs. Ils admettaient l'alcalinité et d'autres changements qui peuvent survenir dans les liquides de l'homme. Ils mirent en honneur les âcretés humorales. Zimmermann, ce médecin philosophe par excellence, ce profond interprète d'Hippocrate, dit, dans son *Traité de l'expérience,* que tous les principes qui nous constituent sont déterminés dans leur manière d'être, et qu'ils ne peuvent pécher par excès, par défaut, ou dans leur composition, sans que le désordre n'advienne. Van Helmont et Descartes penchaient pour la prédominance des acides ou des alcalis. Enfin, on peut lire dans Rivierre, Huxham, Pringle, Stoll, Tissot, etc., les propriétés délétères qu'ils prêtaient à la bile échauffée, austère, acrimonieuse, hétérogène, au sang altéré, décomposé, etc. Ces hypothèses, qui dominèrent en médecine depuis Hippocrate jusqu'à Sydenham, ayant toutes à peu près le même fond théorique, commandaient, à peu de variantes près, la même thérapeutique : l'expulsion ou l'atténuation du principe morbide.

C'est pourquoi quelques enthousiastes des âcretés humorales saignaient jusqu'au blanc pour tirer le sang impur ; d'autres administraient les acides pour corriger l'alcalinité, etc. Cependant les évacuants gastriques et intestinaux, parfois les vésicants cutanés, furent surtout préférés ; ensuite les antiputrides des hoffmannistes, pris dans la classe des toniques ou des excitants, le quinquina, le camphre, le musc, les décoctions ou les teintures des plantes aromatiques, les acides minéraux, les vins généreux, l'alcool, etc., concouraient à rendre inoffensif ce qu'on ne pouvait éliminer, ou à tonifier, à exciter l'organisme pour le secourir dans cette lutte.

Cet ensemble de moyens constituait une thérapeutique active et même rationnelle par rapport aux théories dont elle ressortait. Si les anciens n'ont indiqué que des connaissances imparfaites des opérations de la nature, leurs systèmes n'en offrent pas moins un fonds inépuisable susceptible d'une transformation juvénile à la faveur des tendances scientifiques modernes. Les anciens avaient surtout l'avantage d'être imbus de la spécificité, d'en suivre constamment les traces, et si notre génération médicale en est saisie, c'est qu'elle est revenue à leurs sources fécondes, et qu'après un long égarement, elle s'est rappelé cette pensée de Cullen : « Les fluides animaux éprouvent différents changements d'où peuvent primitivement dépendre les maladies. »

Nous vivons de l'héritage de nos devanciers, et s'il est permis de n'accepter cet héritage que sous bénéfice d'inventaire, encore faut-il trouver bon que nous y prenions ce qui s'y trouve de solide, sauf à y ajouter, si nous nous trouvons assez forts. L'humorisme, comme le comprenaient nos pères, n'est pas la lumière resplendissante de clarté, c'est la flamme obscure d'une lampe antique.

Mais cet humorisme qui supposait plutôt qu'il ne démontrait, avait vieilli, il encourut le ridicule; le physiologisme et l'anatomisme y substituèrent l'irritation et la localisation, quoique la science fût alors dans une voie d'expérimentation plus éclairée qu'au temps de Bacon, quoique l'altération du sang dans les fièvres graves eût été signalée par Huxham, Pringle, etc., et plus tard, par Scheele, Guyton, Berthollet, Lavoisier, etc.

N'importe, dès ce moment, tout se concentre vers l'élément phlegmasique et la lésion anatomique. L'organicisme, prétendant être dans le vrai, fit table rase du passé, en renversant jusqu'à l'empire des diathèses; les faits pathologiques, considérés isolément, furent l'objet de tant de soin, et mirent à l'œuvre de si grands talents, que leur école en fut énorgueillie, et crut voir son triomphe et la pérennité de sa gloire dans le diagnostic soi-disant positif qui en découlait. Dès ce moment, on négligea l'ensemble, pour s'appesantir sur des détails que la vue et le toucher pouvaient saisir. La froide contemplation du cadavre captiva la pensée, et la médecine y gagna d'être à la portée des sens, plutôt que de donner carrière à l'imagination et au génie. « Toute la maladie, dit M. le docteur Marchal (de Calvi), fut dans l'organe lésé et dans les réactions auxquelles la lésion peut donner lieu; on ne vit rien au delà, » etc.

III

Que gagna le traitement de la fièvre typhoïde à cette réforme?

Ce n'est pas par là que brille l'organopathie. A part les évacuants gastriques et intestinaux, redoutés des physiologistes et des localisateurs, le traitement des anciens fut celui des réformateurs, ou peu s'en faut. Seulement, le sang ne fut plus versé pour en chasser ce qu'il contenait d'impur, mais pour vaincre, *museler*, ou atténuer l'inflammation ; les antiputrides durent tonifier ou exciter au besoin, et les vésicants cutanés, lorsqu'on osa se les permettre, devaient révulser, c'est-à-dire provoquer la mutation phlegmasique, au lieu d'attirer au dehors la matière morbifique; en un mot, les vieilles armes thérapeutiques n'eurent plus pour mission d'aller attaquer la véritable cause du mal, elles furent dirigées contre des symptômes.

Puis, comme les préoccupations exclusives absorbent outre mesure l'attention, on en vint à goûter à ce point le naturisme, qu'en plus d'un fait on se borna à l'expectation pure et simple, laissant l'hygiène ramener l'état physiologique. L'esprit humain passe toujours aux extrêmes.

Cependant, l'art médical ne pouvant vivre de négations, et toute théorie devant être justifiée par son utilité pratique, quelques médecins durent s'apercevoir que les craintes exagérées de l'irritation avaient paralysé bien des choses, et que l'organopathie, avec ses nécrophes et les prétentions de son diagnostic, se montrait impuissante dans l'action médicamenteuse. Les déceptions forcent à réfléchir et à chercher.

Mais comme la plupart des hommes ne savent

guère que tourner autour du même cercle, et que d'ailleurs il semblait donné aux médecins, surtout aux médecins français, de se montrer obstinément hostiles à l'application de la physique et de la chimie à la médecine, on vit tout bonnement reparaître les idées humorales sans le moindre déguisement capable de leur prêter un air de jeunesse.

Cette résurrection, qui, dit-on, appartient au docteur Hamilton, eut parmi nous pour zélé soutien le docteur Delarroque, tellement que, lorsque les physiologistes confondaient la fièvre typhoïde avec la gastro-entérite, et que les anatomistes ne voulaient y voir que des organopathies, lui écrivait que la prétendue phlegmasie des muqueuses gastrique et intestinale n'était qu'un phénomène purement symptomatique produit sur le canal alimentaire par les liquides dégénérés, et, à l'appui de cette assertion, il faisait remarquer que les altérations organiques se rencontrent précisément dans le lieu où ces liquides sont accumulés en quantité.

Dans son ouvrage sur le sujet qui nous occupe, on trouve ce raisonnement droit et logique :

« Et comme la corruption de ces fluides est proportionnelle à l'ancienneté de l'affection ; comme, malgré les évacuations spontanées, ils séjournent longuement à la fin de l'intestin grêle, ainsi que le démontre la permanence du gargouillement dans la fosse iliaque droite ; comme, enfin, leur stagnation ne saurait se prolonger sans qu'ils finissent par pénétrer dans le torrent circulatoire, il en résulte que les troubles qui se manifestent tôt ou tard dans l'ensemble de l'organisme doivent être attribués à cette stagnation. »

Ainsi, pour le docteur Delarroque, les accidents locaux et généraux de la fièvre typhoïde dériveraient de la corruption des matières intestinales.

Cette théorie, qui est consignée dans les ouvrages d'Hippocrate et reproduite dans tous les autres auteurs de l'antiquité, laisse deviner et justifie la méthode évacuante que ce médecin vint raviver, il y a environ une vingtaine d'années, au mépris de l'anathème hautement prononcé contre les drogues dites incendiaires qu'elle comporte. Ce qui n'empêcha pas ce galiniste fervent de faire de nombreux prosélytes, car rien ne paraissant plus évident et ne persuadant mieux que la présence d'un poison né au sein de ces matières (1), rien conséquemment ne devait paraître plus rationnel que de les expulser.

Ce qui frappe matériellement, convainc.

A la vérité, quoique cette doctrine de la putridité des matières intestinales, de la bile échauffée, acrimonieuse, hétérogène, etc., soit dépourvue du contrôle expérimental, et par trop étrangère aux lois qui régissent la vie, et qu'en définitive on ne puisse accepter que la pyrexie typhoïde ne soit qu'une malencontreuse métamorphose de la fièvre bilieuse simple, ou qu'elle naisse de

(1) Haller attribuait à un commencement de putréfaction les mutations que l'aliment subit dans le gros intestin, ce qui est une erreur. Les fèces sont acides à l'état normal, et non corrompues, comme pourrait le faire supposer leur odeur fétide. La décomposition putride de ces matières est toujours accidentelle.

la saburre des premières voies, de l'embarras gastrique, ainsi que le répète après le docteur Delarroque M. le docteur Debency, dans un article de *l'Union médicale*, du 15 octobre 1856, on se sent pourtant disposé, et cela, quelle que soit l'incrédulité qu'on puisse avoir sur l'identité des diacrèses bilieuse et typhoïde, à se ranger du côté de MM. Beau, Piédagel, Louis, etc., qui, comme le docteur Delarroque, accordaient aux évacuants la préférence sur les émissions sanguines, certains qu'étaient ces praticiens que les déperditions de sang, loin d'enrayer la marche de la maladie, la rendent, au contraire, plus active, en amenant l'adynamie ou l'ataxie. On peut même avancer que cette théorie, erronée sur beaucoup de points, a su inspirer le meilleur traitement de la fièvre typhoïde qui ait été institué jusqu'ici.

Voilà donc les éméto-catartiques et les purgatifs qui ont reconquis la faveur dont ils jouissaient aux beaux jours des fièvres putrides et malignes.

Somme toute, la thérapeutique actuellement

en vigueur de cette affection, consiste à ôter plus ou moins de sang, à tonifier, à exciter, le cas échéant, ou bien à émétiser et à purger dans tous les cas, si l'on abonde dans les idées du docteur Delarroque et des partisans de sa méthode, bien entendu, sans préjudice des accessoires qu'il serait puéril d'énumérer; le tout applicable aux maladies aiguës spécifiques ou non spécifiques, le tout emprunté à l'humorisme des anciens et à la localisation. Et l'on aura, sauf omission, le complément de la médication en cours si l'on y joint les acides et les alcalis vantés par quelques médecins, puis les dernières ressources, qui sont à l'adresse des engorgements d'organes; tels sont le sulfate de quinine porté de cinquante centigrammes à un gramme, et même plus; le calomel à dose altérante, dont M. le docteur Carret rapporte les succès dans le compte rendu des travaux de la Société de médecine de Chambéry; tel est encore le tartre stibié à dose non vomitive, dont l'utilité vient d'être récemment rehaussée par notre honorable confrère M. le docteur Renouard.

IV

Ne pourrait-on arriver à mieux en mettant à profit les données nouvelles de la science ?

Nous pensons qu'en acceptant franchement la spécificité de la fièvre typhoïde, et en dirigeant ses investigations dans le sens de cette opinion, on arriverait avec plus de probabilités à un traitement plus certain de cette pyrexie.

Sans doute il est permis de dire que les théories sur les causes des maladies ne sont que spécieuses, et qu'elles ne donnent pas une explication satisfaisante des accidents morbides auxquels on reconnaît pourtant que ces causes doivent infailliblement présider.

Mais nos convictions sont-elles exemptes d'incertitude à l'endroit de plusieurs systèmes en médecine dont nous goûtons néanmoins la thérapeutique qui en dérive?

« Je sais bien, dit M. Bouchardat dans son Mémoire sur le diabète sucré, que ces recherches des causes sont difficiles, et que dans cette direction on a fait plus d'un faux pas ; mais la physique et la chimie ont fait depuis cinquante ans assez de progrès pour qu'on puisse entrevoir le temps où elles permettront de soulever le voile d'une infinité de phénomènes de l'organisme qui passaient pour impénétrables. »

« La médecine, ajoute-t-il, ne prendra un caractère vraiment scientifique, vraiment exact, que lorsque, aidée par la physique et la chimie, elle pourra posséder des connaissances positives sur la nature des maladies. »

Les importants travaux qui se succèdent prouvent que cette prédiction de M. Bouchardat est la pensée dominante de notre époque médicale. Plus que jamais, et avec plus de suite et d'exactitude on se livre à l'analyse du sang, des urines, de la bile, de la salive, du suc gastrique, etc., etc., et plus que jamais on raisonne de principes morbides, d'agents délétères, comme si ces mots représentaient des corps dont l'influence sur l'économie fût parfaitement prouvée.

V

De l'état du sang dans la fièvre typhoïde.

D'après MM. Andral, Gavaret, Louis, Genest, Forges (de Strasbourg), Becquerel et Rodier, le sang des malades atteints de cette grave pyrexie ne présenterait rien de spécial, rien qu'on n'ait observé dans d'autres affections aiguës. M. Bouillaud y aurait découvert une diminution proportionnelle de ses globules. Et, autre part, M. Andral reconnaît que le sang qu'on a trouvé dans le cœur et les gros vaisseaux varie quant à son aspect. Jamais, suivant ce professeur, il n'est rutilant; il est d'une couleur brune, et de plus très-liquide. Quelquefois il a l'apparence rosée et semblable à de l'eau dans laquelle on aurait délayé de la matière colorante rouge. Dans d'autres circonstances, il ressemble à de la lie de vin ou à de la lavure de chaïr; alors la fibrine est à peu près détruite; l'albumine et un peu de matière colorante paraissent seules exister.

Le docteur Clamcy (de Sunderland) y aurait constaté la disparition d'une notable quantité d'acide carbonique, et le docteur Stevens, la diminution du chlorhydrate de soude qui entre dans sa composition.

D'autres expérimentateurs nient la diffluence et en signalent la surfibrination; ce qui assimilerait le sang des typhoïdes à celui des phlegmasies parenchymateuses non spécifiques. Puis, poussant plus loin l'observation, ils se ravisent, et avouent que la surfibrination appartient exclusivement à la première période, à la période de réaction, si elle a lieu, lorsque la fièvre est forte, le pouls plein, et que le système sanguin est vivement excité. Dans ces cas, disent-ils, le caillot peut être assez ferme, et assez fréquemment couvert d'une couenne pareille à celle des rhumatisants, ou à celle de la pneumonie aiguë. Plus tard, ou au commencement, si l'adynamie ouvre la scène, le caillot ne se forme pas toujours, il se développe lentement, il n'offre ni consistance, ni couenne, paraît noir, et nage au milieu d'une abondante sérosité couleur fauve ou verdâtre.

Ainsi, la diminution de la fibrine est le résultat le plus constant des analyses. Et ce serait la seule modification de composition bien avérée, si M. le docteur Bonnet (de Lyon) ne s'était assuré qu'il y a autre chose que cette soustraction élémentaire, que le sang contient, en outre, de l'hydrosulfate d'ammoniaque. Remarque extrêmement curieuse, observe M. le docteur Lecanu, puisque rapprochée de ce que dit Vauquelin de la présence de ce sel dans le sang putréfié, elle tendrait à prouver que chez ces malades, ce liquide subit au sein même de l'appareil circulatoire un commencement de putréfaction; sa couleur particulière, sa consistance et la rapidité avec laquelle il se corrompt après sa sortie des vaisseaux ne donneraient-elles pas raison aux expériences de M. le docteur Bonnet?

Du reste, avouons-le, en admettant que nos instruments d'analyse ne parviennent à nous déceler que des différences de proportions dans les éléments qui composent ce fluide, il ne s'ensuit pas qu'on soit autorisé à croire avoir vu tout ce qu'il y avait à voir; sa décomposition peut ne se porter que sur certains éléments ou sur certains principes qu'elle détruit et fait disparaître, tandis que d'autres conservent la forme primitive.

Quoi qu'il en soit, il est hors de doute qu'un fait prime tous les autres : c'est l'altération du sang. Comment se produit-elle?

Naîtrait-elle de ces états des fluides dont les anciens nous ont rebattus, ou devons-nous pencher pour un principe infectueux qui se serait emparé de l'organisme?

Nous savons que le docteur Delarroque, qui adoptait les doctrines anciennes dans toute leur originalité, attribue la viciation du sang à des modifications particulières des matières qui parcourent le tube digestif. Mais, nous l'avons dit, ces doctrines sont empreintes de l'ignorance du temps.

Cet intelligent médecin se rapproche plus de la vérité lorsqu'il compare ce genre d'empoisonnement à celui qui résulterait de l'injection dans l'intestin d'un liquide putréfié, ce qui se rapporte aux expériences de Magendie, dans lesquelles ce savant produisait chez les animaux des symptômes ayant la plus grande analogie avec ceux du typhus et de la fièvre jaune, en introduisant dans les veines quelques gouttes d'eau putride de poisson.

Toutefois, les résultats réels de ces expériences, qui rappellent l'inoculation des virus, ne sauraient forcer cette conclusion : que l'intoxication typhique artificielle est de même nature que l'intoxication typhoïde artificielle, malgré la ressemblance qui existe dans les expressions morbides.

VI

Tout permet de supposer que la fièvre typhoïde doit son invasion et son développement à un agent délétère miasmatique, dont l'essence, pour être ignorée comme tout ce qui tient à l'épidémicité, ne peut être infirmée; agent intoxicant qui, après avoir vicié le sang, ou, si l'on veut, déterminé des combinaisons chimiques différentes, gagne indubitablement les fluides et les solides qui en dérivent en vertu du rôle d'intermédiaire que le sang remplit entre lesdits fluides, les parties solides et les milieux dans lesquels nous vivons. De là la généralisation de la maladie, un corps en décomposition devant s'étendre de proche en proche jusqu'à ce que sa force catalytique soit épuisée, détruite, ou neutralisée par un autre corps qui en ait le pouvoir, ou, autrement dit, une matière animale en décomposition devant communiquer son mouvement moléculaire même aux parties vivantes de l'organisme jusqu'à l'arrêt de ce mouvement. Il est en outre bien certain que de ces matières altérées il s'exhale des émanations, des miasmes qui portent en eux comme le ferment ou le germe des maladies épidémiques. Le choléra, la peste, la fièvre jaune, la rougeole, la variole, la scarlatine, etc., reconnaissent pour cause un principe miasmatique spécial.

Suivant les lois de cette extension, le mucus qui lubrifie la membrane intestinale interne ne pouvant échapper à la détélérisation générale, doit transmettre aux matières qui la parcourent les éléments putrides insolites qui l'ont pénétrée. D'où nous avons cru pouvoir en déduire que le principe infectueux, une fois mis en jeu dans l'économie, *semble se renouveler, prendre force,* de l'absorption exercée par cette membrane sur les matériaux altérés de la défécation, absorption qui, pour surcroît d'infection, transporte sans relâche au sang la putridité dont ces résidus sont entachés.

D'après des analyses récentes, cette transmission serait confirmée par la rencontre dans le stercus des typhoïdes de l'hydrosulfate d'ammoniaque déjà trouvé dans le sang de ces malades par le docteur Bonnet (de Lyon).

Le docteur Snow prétend avoir communiqué le choléra à des poules, en leur faisant avaler des déjections cholériques.

Ce même docteur accuse le fait suivant, d'avoir propagé le choléra à Londres (*in the Lancet, may* 1855, discours prononcé devant *Medical Society of London*) :

Un enfant mourut le 2 septembre, Brand street, 40, d'une attaque de choléra. Pendant sa maladie, les déjections alvines furent jetées dans une fosse d'aisance, située à trois pieds de la pompe formée de briques détériorées et disjointes, ce qui permettait au contenu semiliquide de s'écouler dans le puits voisin. Ce médecin anglais a de fortes raisons de croire que l'invasion de cette terrible maladie dans le même quartier fut causée par l'usage que les habitants firent de l'eau de ce puits.

Ce fait vaut bien que l'on y songe.

VII

En nous plaçant au courant des idées expérimentales, nous avons abjuré de bonne foi le rationalisme. C'est que l'organicisme a perdu ses droits dans les affections spécifiques.

Sans croire à l'omnipotence de l'expérimentation, et persuadé qu'il est des cas où les lésions viscérales doivent forcément occuper, où les notions d'expérience manquent ou sont insuffisantes, nous sommes néanmoins convaincu que si les faits organiques attirent une attention absolue en spécificité, c'est trop leur accorder, comme c'est négliger le côté philosophique de la science à l'endroit de ces questions. Dans la fièvre typhoïde, maladie spécifique et à part; un principe délétère est indubitablement le mobile essentiel et déterminant. Le contraire n'est pas soutenable.

Et comme ce principe est *un*, constamment *unique*, constamment *de nature identique*, quels que soient son degré d'action et les variétés de formes qu'il imprime, le traitement doit aussi être constamment *unique*, constamment *le même*, l'unité de la cause nous paraissant imposer l'unité du moyen destiné à la combattre. « Il n'y a aucun motif de changer le traitement de cette maladie, dit le docteur Delarroque, dont nous partageons souvent les opinions, sous le futile prétexte que l'état morbide se présente sous des aspects divers. »

Peut-on atteindre un principe immatériel, insaisissable, qui n'est accessible qu'à la raison?

On ne peut sans doute avoir un accès direct sur lui. Mais on est aussi heureux qu'il est possible de l'être lorsqu'on parvient à rétablir la composition normale des fluides altérés, lorsque, tout en ignorant la nature intime du poison, on en détruit ou on en annule les effets.

Or, dans l'échafaudage thérapeutique dressé

contre la fièvre typhoïde, contre cette espèce d'intoxication, on chercherait vainement quoi que ce soit d'une efficacité incontestable. Nulle part on ne découvre un spécifique bien éprouvé. Les antiputrides des anciens méritent à peine ce nom, et les chlorures alcalins qui le méritent davantage, puisqu'ils soustraient l'hydrogène des composés organiques, sont restés au-dessous des espérances qu'ils avaient fait concevoir. Nous en avons fait verser dans les lavements, arroser les cataplasmes ; nous en avons fait laver les vases souillés, les chambres des malades, et aucune amélioration n'a pu être notée.

Cependant on était sur la voie, il restait à la suivre. La chimie n'a pas que les chlorures alcalins, elle possède les sels mercuriels, le brome, l'iode, les huiles empyreumatiques, la fumée, le café, le goudron qui vient d'être essayé nouvellement, ai-je lu quelque part.

Mais de tous ces corps, l'iode est le mieux doté. On sait qu'il forme des acides en se combinant avec l'oxygène et avec l'hydrogène. Sa réputation, déjà bien établie depuis Coindet et Lugol, a considérablement augmenté dans ces derniers temps. Modificateur puissant, il est devenu un des principaux auxiliaires de la chirurgie. Des lotions iodées ont assaini des surfaces purulentes et gangréneuses, et des injections aussi iodées ont rendu d'éminents services dans les hydrocèles, les trajets fistuleux, les clapiers purulents, les caries osseuses, etc.

Son antisepticité a été constatée par des expériences probantes. « J'ai choisi, dit M. Duroy, les trois liquides suivants :

» Lait, sang et albumine (blanc d'œuf).

» Je les ai placés séparément dans des vases et mis en rapport avec de l'iode en excès, par exemple, un centigramme de ce dernier par gramme de substance. Le mélange, d'abord très-coloré (je ne parle que du lait et de l'albumine), se décolore peu à peu, et à mesure que l'iode y contracte une autre forme chimique. Si l'on examine ces mélanges au bout de douze heures, ils sont neutres au papier bleu de tournesol, à l'exception cependant du lait, qui rougit faiblement le papier réactif.

» Toutes ces substances iodées sont abandonnées à l'air libre. Je les mets en parallèle avec semblables substances *sans iode*, toutes de part et d'autre exactement placées dans des conditions pareilles.

» Au bout d'un mois, *les substances iodées sont en parfait état de conservation*, *et celles non iodées sont en décomposition complète; elles dégagent une odeur insupportable.* »

Déjà, avant M. Duroy, Magendie avait reconnu que la fibrine immergée dans de l'eau iodée n'avait contracté aucune odeur de putréfaction.

Plus d'une fois, nous-même, nous avons pu nous assurer que des matières très-putrescibles pouvaient être conservées des mois entiers sans que la décomposition s'en emparât, en les couvrant d'une couche épaisse d'iodure d'amidon.

Si l'on dirige vers l'intestin ultime des solutions iodo-iodurées, elles ne tardent pas à annihiler la décomposition morbide des matières qu'elles y rencontrent ; annihilation qui tient à l'acidification de ces matières au contact de ce corps, et qui, tout d'abord, se révèle par la diminution de l'odeur infecte des déjections alvines après ces déjections. L'iode s'est alors combiné chimiquement avec ces matières comme il se combine avec les substances animales dont nous venons de parler et dont nous savons qu'il assure la conservation.

M. le docteur Poiseuille a observé que l'iodure de potassium fluidéfie le sang.

Les recherches de M. Duroy reconnaissent aussi que l'iode élémentaire ou en solution aqueuse à l'aide de l'iodure de potassium fluidifie les liquides animaux.

Elles tendent de plus à prouver que ce diffusible par excellence pénètre dans le sang, et, dans un espace de temps très-court, dans toute la masse organique.

Mais ce qui distingue ce métalloïde des autres corps neutralisants et antiseptiques, c'est son innocuité qu'on ne saurait attendre des sels mercuriels, du brome, du chlore, etc.; le professeur Orfila en a fait avaler plusieurs grammes à des chiens sans causer la mort de ces animaux, et lui-même a eu le courage d'en prendre à jeun six grammes sans en être trop incommodé.

L'iode nous a donc paru, et par ses propriétés

franchement antiseptiques et par son innocuité, le seul agent susceptible de frapper juste et avec le moins de danger dans les maladies putrides.

D'après des expériences faites en Amérique par MM. Braiard et Breene, il résulterait que le poison du crotale et le curare seraient complétement annihilés par l'iode. Il en serait de même de venins et des virus, c'est probable.

C'est par ces données que nous avons été amené à instituer le traitement de la fièvre typhoïde par l'iode. Cette infraction aux règles communes nous a donné des résultats qui, nous l'espérons, confirmés dans l'avenir, feront de ce corps un moyen héroïque contre cette grave maladie.

VIII

Des solutions iodo-iodurées pour boisson et des solutions iodo-iodurées pour lavements satisfont la double indication que nous nous sommes proposé de remplir, et que comporte notre traitement.

Les premières portent l'iode dans l'estomac, les secondes vers la partie inférieure de l'intestin.

Cette manière d'administrer l'iode dirige l'action médicamenteuse vers les deux extrémités du tube digestif. Le lecteur ne peut manquer d'en comprendre l'intention.

Ces solutions, de part et d'autre, se composent d'iode libre rendu soluble dans l'eau distillée au moyen de l'iodure de potassium. Voici les formules que nous avons employées et qu'on verra bientôt à l'œuvre.

Solutions pour boisson.

N° 1.

Eau distillée..............	240 gr.	
Iodure de potassium........	2 gr.	
Iode pur...............	0 gr.	2 cent.

N° 2.

Eau distillée..............	240 gr.	
Iodure de potassium........	2 gr.	
Iode pur.................	0 gr.	3 cent.

N° 3.

Eau distillée..............	240 gr.	
Iodure de potassium........	2 gr.	
Iode pur.................	0 gr.	4 cent.

N° 4.

Eau distillée..............	240 gr.	
Iodure de potassium........	2 gr.	
Iode pur.................	0 gr.	5 cent.

N° 5.

Eau distillée..............	240 gr.	
Iodure de potassium........	2 gr.	
Iode pur.................	0 gr.	10 cent.

Les n°s 1 et 2 conviennent depuis l'extrême enfance jusqu'à trois ou quatre ans. Vers cinq ou six ans, on peut employer le n° 3.

Le n° 4 convient depuis six à sept ans jusqu'à toute la durée de l'enfance, à l'adolescence et même aux adultes.

Nous n'avons pas osé aborder le n° 5, du

moins jusqu'à présent, et nous ne l'avons formulé qu'en prévision des cas rebelles.

Chez les enfants, deux cuillerées à bouche du numéro choisi nous ont paru suffisantes. De quatre à cinq ans, on peut se permettre trois cuillerées.

Aux adultes, on pourra en donner quatre cuillerées par jour, mais il est prudent de débuter par trois.

Solutions pour lavements.

N° 1.

Eau distillée................	125 gr.	
Iodure de potassium........	0 gr.	50 cent.
Iode pur.................	0 gr.	2 cent.

N° 2.

Eau distillée..............	125 gr.	
Iodure de potassium........	0 gr.	50 cent.
Iode pur.................	0 gr.	5 cent.

N° 3.

Eau distillée..............	125 gr.	
Iodure de potassium........	0 gr.	50 cent.
Iode pur.................	0 gr.	5 cent.

Ces lavements sont administrés deux fois par jour, matin et soir. Ils sont injectés sans addition d'eau ni élévation de température, tels qu'ils sont livrés par les pharmaciens.

On trouvera dans nos observations et nos réflexions sur la médication iodo-iodurée, les précautions que réclame l'emploi des solutions pour boisson et des lavements.

Ces précautions, loin d'être futiles, sont indispensables.

Enfin les faits doivent prouver la valeur d'une théorie thérapeutique ou sa stérilité. On en jugera par ces observations que nous avons retracées consciencieusement. Peut-être paraîtront-elles assez incomplètes aux médecins qui ont le goût des moindres détails phénoménaux.

Mais, nous l'avouerons, nous nous sommes seulement borné à relater les symptômes principaux qui pouvaient, pour ainsi dire, servir de certificat à chacune d'elles. Ce qu'on appelle le fini de l'historique est généralement fort négligé.

Ensuite, et nous le croyons bien, dans les cas que nous avons eu à traiter, les iodiques nous ont semblé constamment s'opposer aux accidents qui marquent les différentes périodes de cette affection;

DEUXIÈME PARTIE

PREMIÈRE OBSERVATION.

AFFECTION D'UNE INTENSITÉ PLUS QUE MOYENNE.

Le nommé Léopold, tailleur-coupeur, âgé de dix-huit ans, demeurant rue Rameau, 6, jeune Allemand nouvellement arrivé à Paris, d'un tempérament lymphatique, rarement malade, à l'abri des privations, éprouve vers le 5 ou le 6 août 1854 de la lassitude, de l'ennui, une céphalalgie continue qui l'éloigne de toute occupation, de l'insomnie, et s'il s'endort quelques instants, des rêves pénibles; il éprouve aussi de l'anorexie, des nausées, de la diarrhée, des frissons suivis de chaleur, le soir et pendant la nuit.

8 août. La face est animée, et présente une teinte jaunâtre; les lèvres sont rouges et sèches, la tête est chaude ainsi que la périphérie ; la peau n'a pas la moindre moiteur, le regard est stupéfait, le pouls est dur et fréquent (cent pulsations), la prostration est telle que le malade reste immobile dans son lit et qu'il peut à peine lever les yeux sur les assistants; il parle avec lenteur, et il faut lui adresser des questions pressantes pour obtenir un mot de réponse ; la langue est épaisse, un peu brune au centre et en arrière, rouge lie de vin au limbe; la soif est inextinguible et le malade boirait volontiers de l'eau fraîche ; l'abdomen est à peine ballonné et paraît indolore à la pression; rien du côté des organes de la respiration ; au lieu de la diarrhée qui avait fait partie des prodromes, il y a de la constipation.

Limonade au citrate de magnésie, un demi-lavement, le soir, thé pendant l'action laxative, cataplasmes sur le ventre.

Neuf heures du soir, même état. Les garderobes, conservées par mes ordres, sont infectes.

Deux épistaxis légères dans la journée, grande anxiété.

Infusion pectorale pour la nuit.

Le malade a demandé cette tisane, à laquelle je n'accorde aucune valeur dans la circonstance.

Le 9, le malade a déliré toute la nuit. Il a fallu le retenir avec force pour l'empêcher de se lever. Le pouls est à 120 et n'a pas la résistance d'hier; météorisme plus marqué; si l'on palpe la région épigastrique, Léopold exprime de la douleur : on perçoit du gargouillement vers la moitié inférieure droite de l'abdomen; il y a plus de stupeur et de prostration, les accidents marchent.

Trois cuillerées à bouche de la solution pour boisson, formule n° 4; matin et soir, le lavement formule n° 5 (1); cataplasmes sur le ventre; tisane édulcorée avec le sirop de cerise.

Le soir, une épistaxis d'une persistance inquiétante nécessite le tamponnement. Les deux lavements antiseptiques, retenus six minutes, ont

(1) Les lavements iodo-iodurés devront toujours être précédés d'un demi-lavement à l'eau tiède. Je dirai plus tard le pourquoi de ce conseil.

été rendus avec des matières diarrhéiques. Le contact de l'iode a déjà diminué l'odeur infecte de ces matières, la garde-malade le constate ; le pouls est plus dépressible. On commence à s'apercevoir que le malade entend difficilement. L'accablement est considérable.

Le 10, la nuit, sans avoir été bonne, a été plus calme. A l'état ataxique du 9 a succédé l'adynamie. L'intelligence est plus qu'affaiblie ; mutisme absolu ; les lèvres, les gencives et les dents sont fuligineuses ; la langue est brune et sèche comme du bois. On distingue plusieurs taches rosées lenticulaires sur le ventre ; le météorisme n'est pas excessif ; le pouls est fréquent, sans résistance.

Traitement antiseptique *ut supra*, quelques cuillerées de bouillon de bœuf, tisane au goût du malade.

Le 11 et le 12, pas de changement. Les épistaxis ne se sont pas renouvelées. Traitement du 10.

Les 13 et 14 se passent sans aggravation.

Le 15, un peu de mieux. L'expression du visage est meilleure. L'enduit qui couvrait la langue est moins brun, moins sec et moins épais. L'abdomen est encore un peu ballonné, mais il offre de la souplesse. A l'égard de l'enduit qui couvrait la langue, je dirai que depuis trois jours, j'ai fait plusieurs fois nettoyer la bouche et racler doucement la langue. Ces soins sont trop négligés, ou plutôt je doute qu'on s'en occupe.

Rien à changer au traitement antiseptique, bouillon de poulet pour tisane.

Le 17, le mieux semble se continuer, cependant on ne peut trop rien dire. Le pouls est toujours petit, mou et fréquent. L'intelligence ne revient pas.

Même traitement, trois tasses à café de bouillon de bœuf.

Les 18 et 19, amélioration sensible. Le malade me parle avec intérêt. Le ventre n'est presque plus ballonné. Le pouls est à 90.

On joint à la médication spéciale du bouillon de bœuf et un peu d'eau vineuse, que le malade désire avec ardeur.

Le 21 se manifeste l'irritabilité impatiente de la convalescence. On permet deux potages au vermicelle.

TREIZE JOURS DE TRAITEMENT.

En boisson.

Iodure de potassium..... 6 gr.
Iode pur............... 15 cent.

En lavements.

Iodure de potassium..... 12 gr.
Iode pur............... 1 gr. 20 cent.

Le traitement antiseptique a été définitivement suspendu le 21. Ce n'est pas ce que j'ai fait de mieux. Il eût été beaucoup plus prudent de le continuer trois à quatre jours de plus.

Nous donnerons après chaque observation, autant que faire se pourra, les quantités d'iodure de potassium et d'iode employées tant en solutions pour boisson qu'en solutions pour lavements. Mais ces quantités absolues ne pourront être qu'approximatives dans bien des cas, car les cuillers à bouche auront été plus ou moins grandes et plus ou moins remplies ; ces boissons auront été vomies quelquefois ; les lavements auront pu être mal administrés, retenus ou bientôt rejetés ; puis, enfin, les prescriptions ne sont pas toujours bien exécutées, malgré la sévérité et les recommandations minutieuses.

DEUXIÈME OBSERVATION.

AFFECTION A UN DEGRÉ AVANCÉ.

Le jeune Gafe, âgé de cinq ans et demi, cité Napoléon, élevé à Paris, strumeux comme la plupart des enfants de nos indigents, ayant des glandes indurées au cou, suite d'adénites chroniques, est pris, au commencement du mois de septembre 1854, de convulsions qui récidivent avec une certaine opiniâtreté. A ces convulsions, auxquelles se joint de la diarrhée, succèdent de la céphalalgie, de la tristesse, de la chaleur, de la fièvre. Les parents m'apprennent que depuis quatre jours leur enfant a refusé les aliments.

11 septembre. Le petit malade est au lit, il présente des alternatives d'agitation convulsive et d'anéantissement; le visage est défait et le regard stupéfait; la langue est tremblotante et couverte d'un enduit visqueux et blanchâtre, si ce n'est au milieu, où la teinte est plus brune; la

soif est médiocre ; le ventre, habituellement gros, est tympanisé et douloureux ; du gargouillement existe à la région iléo-cœcale ; toux, râle muqueux en avant et en arrière de la poitrine ; pouls de 110 à 115 avec soubresauts de tendons ; diarrhée infecte. Le ventre étant suffisamment relâché, je débute ainsi :

Trois cuillerées à bouche de la solution pour boisson formule n° 5 ; matin et soir, le lavement formule n° 5 ; eau de gruau sucrée (1).

Le 12, les deux lavements médicamenteux ont été gardés dix minutes et ont été rendus avec des matières fécales semi-liquides en assez grande abondance. Cet effet est familier aux premières injections iodo-iodurées, et, chez certains sujets, il peut se reproduire souvent pendant la durée du traitement spécifique. Deux épistaxis dans la matinée ; désordre du système nerveux. L'aspect de la bouche est très-typhoïde ; taches rosées sur le ventre ; surdité incomplète ; l'enfant ne veut pas répondre aux questions

(1) Les solutions pour boissons seront étendues dans un véhicule aqueux. Je le répéterai plus loin.

qu'on lui adresse, je dis ne veut pas répondre, parce qu'il a encore son intelligence.

Trois cuillerées à bouche de la solution pour boisson formule n° 4; matin et soir, le lavement n° 5; bouillon de poulet, sirop de quinquina, etc.

Le 14, le petit garçon est plus calme, la nuit a été moins agitée que les précédentes; la langue est humide, le pouls est à 100 pulsations sans soubresauts de tendons, le ventre s'assouplit.

Traitement du 13.

Le 15, rien à noter.

Continuation du traitement iodo-ioduré.

Le 16, le sommeil est revenu, les matières fécales, qui jusque-là avaient été d'une odeur repoussante, le sont beaucoup moins, la peau est fraîche; le pouls est à 95, l'enfant touche à la convalescence, il se plaint qu'on ne lui donne pas à manger.

Deux potages fort clairs.

Malgré cet état satisfaisant le traitement antiseptique est continué par précaution jusqu'au 19.

Comme il reste de la toux, et que d'ailleurs cet enfant est affecté d'une bronchite chronique, je conseille de le mettre à l'usage de l'huile de foie de morue, du sirop d'iodure d'amidon, d'une tisane amère, etc.

NEUF JOURS DE TRAITEMENT.

En boisson.

Iodure de potassium...........	3 gr.
Iode pur.....................	8 cent.

En lavements.

Iodure de potassium...........	9 gr.
Iode pur.....................	88 cent.

Cette fièvre typhoïde a présenté la forme ataxique, désordre du système nerveux qui, suivant notre théorie, paraissent indiquer une forte intoxication.

TROISIÈME OBSERVATION.

Marie Gollet, petite fille de huit ans, née à Paris, demeurant faubourg Saint-Martin, 194, d'un tempérament lymphatique, mal logée, mal nourrie, ses parents n'étant pas fortunés, 20 décembre 1854. Cette enfant est malade depuis six à sept jours, elle a eu en commençant une légère esquinancie, puis des frissons, de la chaleur à la peau, de la somnolence; elle s'est réveillée la nuit avec effroi; la diarrhée l'a fort affaiblie; elle garde le lit. Examen: visage pâle et stupéfait, prostration, paroles paresseuses, surdité incomplète, céphalalgie, vomissements de matières porracées. Rougeur de la langue avec enduit saburral. Si l'on essaye de mettre l'enfant sur son séant pour la faire boire, elle ne tarde pas à s'évanouir. Empâtement abdominal sans douleur appréciable à la pression; gargouillement à la partie inférieure de l'abdomen; pouls à 130 avec soubresauts de tendons; respiration naturelle.

Trois cuillerées à bouche de la solution pour boisson formule n° 4; matin et soir, le lavement formule n° 5; eau de gomme édulcorée avec le sirop de groseille.

Le 21, deux épistaxis légères dans la matinée; on aperçoit des taches lenticulaires sur le ventre; la stupeur est plus prononcée; pouls à 130, filiforme; le météorisme apparaît presque subitement; diarrhée persistante et puante; dyspnée, un peu de toux avec râle annonçant le catarrhe bronchique, peau sèche et chaude; les lèvres et les dents sont fuligineuses.

Même traitement antiseptique, cataplasmes sur le ventre, de demi-heure en demi-heure une cuillerée de cette potion:

Solution gommeuse.......	120 grammes.
Sirop de fleur d'oranger...	ãa 20 grammes.
Id. de tolu...........	
Id. de quinquina.......	

Bouillon de poulet, nettoyer la bouche et la langue.

Le 22, point d'aggravation.

Le 23, aucune différence à noter.

Le 24, la physionomie est plus ouverte, la petite fille parle et fait l'enfant gâté. La surdité persiste, la diarrhée est bornée à une ou deux selles après chaque lavement médicamenteux; du reste, le ventre est souple.

Continuation du traitement antiseptique, bouillon coupé.

Les 25, 26 et 27, le traitement spécifique a obtenu la disparition de la plupart des accidents typhoïdes.

Le 28, le mieux n'est plus douteux, la langue est bonne, l'enduit brun qui la couvrait est blanchâtre; la peau est fraîche, le pouls est à 90, l'appétit revient, etc.

Le 30, convalescence confirmée; néanmoins, par prudence, la médication spécifique n'est abandonnée que le 2 janvier 1855.

TREIZE JOURS DE TRAITEMENT.

En boisson.

Iodure de potassium..... 4 gr.
Iode pur............... 10 cent.

En lavement.

Iodure de potassium..... 13 gr.
Iode pur............... 1 gr. 30 cent.

QUATRIEME OBSERVATION.

M. Pluche, âgé de trente-quatre ans, rue Laffitte, 57, ayant toujours habité Paris, d'une assez bonne santé habituelle, mais irritable, étiolé, comme le plus grand nombre des jeunes hommes dans les grandes villes, éprouve, vers la fin de février 1855, un malaise indéfinissable, de la lassitude, des pressentiments sinistres, de l'inaptitude à son travail accoutumé, de l'inappétence, du mal de tête, des étourdissements, des douleurs épigastriques, des frissons, etc., puis avec cela une constipation depuis trois ou quatre jours. On lui donne deux purgatifs salins qui provoquent des déjections bilieuses abondantes, et l'équilibre semble se rétablir.

Le 4 mars, M. Pluche, devenu plus malade, me fait appeler : sa figure a une teinte jaunâtre remarquable, surtout autour des ailes du nez ; le regard est étonné ; le malade ne peut remuer sa tête sans se sentir défaillir ; céphalalgie, épistaxis récidivantes, mais médiocres ; contractilité musculaire affaiblie ; langue épaisse et couverte d'un enduit couleur chocolat ; peau chaude et haliteuse ; météorisme léger ; épigastre douloureux à la pression ; gargouillement limité à la région iléo-cœcale ; diarrhée depuis le dernier purgatif ; matières infectes ; pouls de 95 à 100 et mollement résistant ; respiration irréprochable, etc.

Quatre cuillerées à bouche de la solution pour boisson formule n° 4 ; matin et soir, le lavement formule n° 3 ; orangeade sucrée.

Le 5, la nuit a été mauvaise. La céphalalgie, les étourdissements et la prostration n'ont rien perdu ; il y a de la stupeur ; le ventre est plus ballonné ; la peau est devenue sèche et chaude ; la langue a toujours son enduit couleur chocolat, il est sec et luisant ; les bords en sont rouges et rugueux ; le pouls est à 110.

Traitement *ut supra*, bouillon de poulet, eau vineuse.

Le 6, la diarrhée persiste ; surdité ; taches rosées en très-petit nombre sur l'épigastre et l'abdomen ; une épistaxis le matin.

Même traitement.

Le 7, la désinfection des matières alvines est signalée par la garde-malade. Quelques heures de sommeil la nuit.

Le 8, les phénomènes généraux s'améliorent ; pas d'épistaxis depuis le 6 ; la langue, devenue plus humide, se nettoie ; le mal de tête est supportable.

Le 10, continuation du mieux.

Comme addition au traitement iodo-ioduré, trois tasses à café de bouillon de bœuf, et trois cuillerées à bouche de vin de Bordeaux dans un peu d'eau.

Le 11, tout est rentré dans l'ordre. Le malade mangerait volontiers, mais comme la température de la peau se maintient élevée, je fais continuer l'alimentation liquide deux à trois jours encore.

Le traitement antiseptique a été soutenu sans désemparer pendant huit jours.

En boisson.

Iodure de potassium......	4 gr. environ.
Iode pur................	10 cent.

En lavements.

Iodure de potassium...... 8 gr. environ.
Iode pur................ 80 cent.

CINQUIÈME OBSERVATION.

Gardet, garçon de onze ans, élevé à Paris, demeurant rue Rochechouart, cité Napoléon, d'une constitution strumeuse, soumis à une alimentation insuffisante et rarement plastique, est mal portant depuis le 10 juillet 1855.

Le 16, récit insouciant et fort incomplet des parents. Etat actuel du malade :

Décubitus dorsal, anéantissement, figure tirée et stupéfaite, maussaderie, peau sèche et chaude ; les lèvres sont rouges et hérissées de fragments d'épithélium noirâtres ; la langue est couverte d'un enduit couleur suie au milieu ; météorisme avec tension de la région hypocondriaque gauche ; pouls à 110, avec soubresauts de tendons.

La diarrhée étant arrêtée et le météorisme étant excessif, je débute par ce laxatif, auquel j'accorde une certaine préférence en pareil cas :

Huile de ricin, sirop de limon et eau, de chaque 40 grammes; eau distillée de fleur d'oranger, 10 grammes. Tisane de pulpe de pruneaux miellée, cataplasmes de farine de lin sur le ventre; le soir, un demi-lavement adoucissant.

Le 17, le délire, qui dure depuis douze à quatorze heures, vient de se calmer. Deux épistaxis dans la matinée ; des selles diarrhéiques couleur ocre et d'une très-mauvaise odeur ont été provoquées par le purgatif d'hier. Fuliginosité de la bouche, taches typhoïdes au nombre de cinq ou six sur la région ombilicale. L'abdomen est moins tendu, aussi le gargouillement se distingue-t-il plus facilement ; les narines sont pulvérulentes ; stupeur très-marquée, surdité, pouls petit, mou et à 130 ; la soif est médiocre ; toux, un peu de râle sibilant.

Trois cuillerées à bouche de la solution pour boisson formule n° 4 ; matin et soir, le lavement formule n° 5 ; bouillon de poulet ; pour tisane, d'heure en heure, une cuillerée à bouche d'un mélange en partie égale de sirop de quinquina et d'écorce d'orange.

Le 18, rien à dire. Beaucoup de faiblesse.

Même prescription, plus bouillon coupé et un peu d'eau vineuse.

Les 19 et 20, pas de changement.

Traitement *ut supra.*

Le 20, moins d'abattement et de stupéfaction. Le jeune malade se livre à quelques mouvements ; il reste plus longtemps éveillé, et s'il dort, son sommeil est plus tranquille. La peau est haliteuse, le pouls est à 100. Diminution notable du météorisme.

Le traitement est continué.

Le 23, l'intelligence est revenue ; la langue est humide et rosée ; l'abdomen est affaissé ; le pouls est de 90 à 92.

Traitement du 18.

Le 24, convalescence. L'enfant se lève une heure. On lui permet deux potages à la semoule.

La médication iodo-iodurée est supprimée le 25.

NEUF JOURS DE TRAITEMENT.

En boisson.

Iodure de potassium......	3 gr. environ.
Iode pur..................	9 cent.

En lavements.

Iodure de potassium......	9 gr.
Iode pur..................	90 cent.

La réussite du traitement spécifique a été si visible et si prompte chez le jeune Gardet, qu'il n'est guère possible de ne pas croire à l'action spéciale de l'iode. Le succès a même été obtenu malgré des phénomènes typhoïdes graves et des conditions hygiéniques susceptibles de porter obstacle à toute médication.

SIXIÈME OBSERVATION.

Alexis Chaudoin, âgé de douze ans, demeurant rue de la Tour-d'Auvergne, 11, au service médical à domicile, n'ayant jamais été malade, revient de la campagne le 10 ou le 15 janvier 1856, après une longue absence de Paris. Peu de jours après son arrivée, il commence à se plaindre.

Le 21, le père ne peut me donner que de vagues renseignements. Il a cru remarquer de la nonchalance le jour et des rêvasseries la nuit. Cet enfant est couché au fond d'une chambre humide et mal éclairée ; des taches de sang sur les draps de son lit me font supposer qu'il a dû avoir au moins une épistaxis. Etat du malade :

Forces musculaires anéanties, stupeur, assoupissement continuel, esprit égaré dans les intervalles de la somnolence, peau plutôt moite que sèche, pouls à 115, petit et dépressible, sans soubresauts de tendons; bouche typhoïde, langue saburrale, tension avec empâtement de l'hypocondre droit, diarrhée, râle sibilant, rhoncus en avant et en arrière de la poitrine.

Trois cuillerées à bouche de la solution pour boisson formule n° 4, chaque cuillerée dans une tasse à café, d'une infusion de tussilage sucrée; matin et soir, le lavement formule n° 5; d'heure en heure, une cuillerée à bouche d'un mélange en partie égale de sirop de quinquina et d'écorce d'orange. Nettoyer soigneusement la bouche. J'aurais conseillé de changer le malade de chambre, s'il eût été possible de mettre à profit ce conseil.

Le 22, on perçoit du gargouillement à la partie inférieure de l'abdomen, surtout du côté droit; météorisme, éruption typhoïde ; le pouls est toujours petit et fréquent, continuation de l'anéantissement; deux selles diarrhéiques après chaque lavement antiseptique ; la région du sacrum est d'un rouge vif.

Le 23, les parents m'apprennent que leur enfant a déliré la nuit passée ; il ne peut entendre que lorsqu'on lui parle très-fort ; le ventre est moins tendu ; l'odeur des déjections stercorales est moins infecte ; le pouls ne dépasse pas 100 pulsations, il est même plus résistant.

Le 24, le malade s'anime et le regard s'approche de son expression naturelle.

Les 25, 26 et 27 permettent de signaler une amélioration graduelle. Le traitement spécifique, qui n'a pas été interrompu depuis le 21, a obtenu de grands avantages.

Le 29, sommeil calme ; retour de l'intelligence ; pouls à 90. Le malade peut se lever et se tenir une heure sur une chaise.

Je permets deux potages et un peu de vin étendu d'eau.

Le 30, le malade reste deux heures levé et fait quelques pas dans sa chambre.

Le traitement iodo-ioduré a été continué jusqu'à cette dernière date.

DIX JOURS DE TRAITEMENT.

En boisson.

Iodure de potassium......	3 gr. 50 cent.
Iode pur...............	8 cent. envir.

En lavements.

Iodure de potassium......	10 gr.
Iode pur...............	1 gr.

Ce cas était d'une intensité plus que moyenne, et il serait difficile d'imaginer une chambre plus insalubre que celle occupée par le jeune Alexis pendant la durée de sa maladie.

SEPTIÈME OBSERVATION.

Charles Gilet, enfant de onze ans, fils du concierge de la cité Napoléon, habite Paris depuis six mois. Sa constitution est bonne, il n'a jamais eu la plus légère indisposition. Mais, à partir du 22 ou 23 mars, il se plaint de manquer de force, d'appétit et de sommeil; il chancelle comme s'il était ivre, et dit souvent à sa mère qu'il souffre de la tête. Il est morose et ne peut être égayé quoi qu'on fasse pour le distraire.

Le 26 mars 1856, Gilet ne pouvant rester plus longtemps debout, on a dû le coucher. Figure animée, regard hébété; l'aspect de la bouche n'a rien de spécial; les lèvres sont rouges et la langue est blanchâtre; la céphalalgie est la plus grande souffrance du jeune malade; le ventre est un peu ballonné; le gargouillement est obscur; la peau est modérément chaude; le pouls, de 90 à 100, cède facilement aux doigts qui le pressent; le malade boit avec plaisir, mais ne paraît pas insatiable; râle muqueux. Six à sept garderobes liquides par jour.

Trois cuillerées de la solution pour boisson formule n° 4; matin et soir, le lavement formule n° 5; eau de gruau édulcorée avec le sirop d'écorce d'orange. Cataplasmes sur le ventre.

Le 27, la situation n'a pas changé. Cependant l'enfant, qui entendait bien hier, entend plus difficilement aujourd'hui.

Le 28, aggravation remarquable. La prostration a augmenté, et le pouls, devenu plus dépressible, s'est élevé à 120.

Addition au traitement antiseptique, bouillon de poulet et sirop de quinquina.

Le 29, amoindrissement du météorisme et de la fétidité des garderobes.

Le 30, plus de météorisme, et disparition surprenante des phénomènes typhoïdes qui nous avaient tous alarmés; le 28, Gilet est gai; il se place sur son séant pour boire; il m'attend avec impatience, croyant avoir la permission de manger ; pouls à 90.

Deux potages.

Le 1er avril, fin de la médication iodo-iodurée. Guérison.

NEUF JOURS DE TRAITEMENT.

En boisson.

Iodure de potassium.......	2 gr.
Iode pur.................	5 cent.

En lavement.

Iodure de potassium.......	6 gr.
Iode pur.................	60 cent.

Le traitement a été conduit avec fermeté, aussi les accidents typhoïdes ont-ils cédé avec une grande rapidité.

HUITIÈME OBSERVATION.

Le nommé André, ouvrier ébéniste, homme de trente-quatre ans, fortement constitué et menant une vie régulière, demeurant faubourg Saint-Antoine 196.

25 août 1856. L'état maladif date de quatre

à cinq jours, pendant lesquels André a vainement essayé de prendre de la nourriture. Il ne peut ni travailler, ni marcher; la tête est lourde et douloureuse. Cet homme est découragé, et surtout il regrette son pays abandonné l'an passé. Du reste, rien de bien grave ne se révèle à l'examen : la langue est humide, fade et blanchâtre; la peau n'est pas très-chaude; le ventre n'est pas ballonné, et il est indolore au toucher; il y a néanmoins un peu de tension et du gargouillement à la région hypocondriaque droite; le pouls est à 105, 110; légère diarrhée, et voilà tout.

Quatre cuillerées à bouche de la solution pour boisson formule n° 4; matin et soir, le lavement formule n° 5; eau de riz édulcorée avec le sirop de coing.

Le 26, les lavements antiseptiques *l'ont piqué*, suivant l'expression du malade; ils ont procuré deux garderobes.

Traitement *ut supra*.

Le 27, la langue est naturelle; la peau est moins chaude; le pouls est à 90.

Le 28, le mieux est évident.

Le 29, il l'est encore davantage.

Deux potages au vermicelle, que le malade prend avec avidité.

Le 30, suppression de la médication spécifique.

QUATRE JOURS DE TRAITEMENT.

En boisson.

Iodure de potassium.......	1 gr.
Iode pur.................	5 cent.

En lavements.

Iodure de potassium.......	4 gr.
Iode pur.................	40 cent.

NEUVIÈME OBSERVATION.

Le nommé Schall, ouvrier forgeron, âgé de trente-six ans, toujours à Paris, demeurant rue de l'Oratoire-Saint-Honoré, 34. Cet homme est bien constitué, mais il est usé par le travail Schall vient me consulter le 26 août 1856. Il se plaint d'avoir la tête lourde et douloureuse, d'éprouver de temps en temps des vertiges qui lui font perdre l'équilibre ; d'être sans force et sans courage, de n'avoir pas le moindre appétit, et d'aller dix à douze fois par jour en dévoiement.

Le repos, des boissons tempérantes, quelques bains de pieds, des lavements et la diète composent mon ordonnance.

Le 1er septembre, il me fait demander. Il ne s'est pas trouvé mieux depuis le jour où il est venu me voir; au contraire, la faiblesse a tellement augmenté qu'il a été forcé de se coucher. La face est colorée; les yeux sont humides; le regard est plutôt étrange que stupéfait; la céphalalgie est violente; la langue est naturelle, à cela près d'une légère couche de mucosités; le palper abdominal indique de l'empâtement sans gargouillement appréciable ni sensibilité anormale. L'intelligence est ce qu'elle était avant la maladie; la peau est moite, le pouls donne de 95 à 100 pulsations. Constipation de deux jours. Eu égard à ce retrait, que je prends toujours en considération, j'ordonne :

45 grammes de sulfate de magnésie dans du bouillon aux herbes. Diète jusqu'à nouvel ordre.

Le 2, les évacuations ont été abondantes, et, comme toujours en pareils cas, d'une odeur fétide. La nuit du 1er au 2 a été fatiguée par des rêves sombres. Sa femme a dû le veiller pour le calmer par sa présence. La céphalalgie est pourtant plus supportable. Le pouls est encore à 100 au moins, il y a plus de stupeur et de prostration.

J'aborde la médication antiseptique.

Trois cuillerées à bouche de la solution pour boisson formule n° 4; matin et soir, le lavement formule n° 5. Tisane de gomme édulcorée avec le sirop d'écorce d'orange.

Le 3, le malade a dormi trois à quatre heures la nuit passée. Il s'est écoulé ce matin, des fosses nasales, quelques gouttes de sang; le pouls est à 95; la peau est encore assez chaude; les lèvres sont d'un rouge brun et hérissées de petites élevures d'épithélium.

Addition au traitement spécifique, quelques tasses à café de bouillon de poulet.

Le 4, le sommeil de la nuit a été excellent. Le malade cause assez gaiement; l'appétit est revenu.

Traitement *ut supra*, deux tasses à café de bouillon de bœuf.

Le 5, convalescence, ou plutôt guérison.

QUATRE JOURS DE TRAITEMENT.

En boisson.

Iodure de potassium.......	1 gr.
Iode pur.................	5 cent.

En lavements.

Iodure de potassium.......	4 gr.
Iode pur.................	40 cent.

Les deux dernières observations rappellent ces fièvres dites muqueuses ou latentes des auteurs. Elles ressemblent tout d'abord aux pyrexies éphémères, mais elles en diffèrent sous le double rapport du dérangement des organes digestifs qui les accompagne toujours et de la dépressibilité du pouls. Elles ont d'ailleurs un certain cachet qui les fait reconnaître à première vue. Ensuite, les pyrexies éphémères ont la durée que leur nom exprime, et cèdent au repos, à la diète et aux boissons tempérantes; tandis que les autres, qui naissent d'un faible degré d'intoxication typhique, persistent et peuvent s'aggraver lorsqu'on se borne à faire de l'expectation ou autre chose d'équivalent.

DIXIÈME OBSERVATION.

Cart, enfant de onze ans, élevé à Paris, boulevard Poissonnière, 23. Très-fort pour son âge, appartenant à des parents qui ont eu les plus grands soins de lui, est ramené de sa pension le 7 septembre 1856, pouvant à peine marcher pour se rendre à sa demeure. On le couche aussitôt, et pendant deux jours sa mère le soigne à sa manière.

Le 9, facies caractéristique, prostration, céphalalgie continue, appétit nul, soif vive, langue épaisse, tremblante, saburrale, rouge et rugueuse au limbe ; pas de météorisme ni de gargouillement; l'enfant, qui a toute son intelligence, me raconte qu'il fait des rêves affreux ; pouls de 110 à 115, d'une molle résistance; point de toux; le murmure vésiculaire est irréprochable.

Potion à l'huile de ricin.

Le 10, plusieurs selles liquides à l'occasion du purgatif; le voile du palais est d'un rouge foncé; tension vers l'hypocondre droit; un peu de gargouillement qui n'existait pas hier ; la prostration n'est pas moindre ; la bouche est plus typhoïde; le pouls est à 120 ; surdité.

Trois cuillerées à bouche de la solution pour boisson formule n° 4 ; matin et soir, le lavement formule n° 5 ; bouillon de poulet pour tisane.

Le 11, deux selles après le premier lavement antiseptique, une après le second.

Traitement *ut supra*.

Le 12, on ne peut rien dire.

Le 13, tous les accidents morbides paraissent enrayés.

Le 14, convalescence.

Le traitement antiseptique est abandonné.

Un bain tiède.

Le 15, même situation ; la peau est chaude.

Un bain, boissons tempérantes.

Le 17, la convalescence n'était qu'apparente ; l'abdomen est plus tympanisé que jamais. Dix déjections diarrhéiques. Depuis le 16, prostration, somnolence continuelle, un peu de délire la nuit.

La médication antiseptique, trop tôt suspendue, est reprise.

Le 19, disparition du météorisme.

Le 21, la convalescence se dessine alors franchement. La peau est fraîche, le pouls est descendu à 90, et présente plus de résistance. Le petit malade se montre très-exigeant et demande de tout ce qu'il voit manger.

Deux potages, traitement iodo-ioduré du 10.

Le traitement spécifique est continué jusqu'au 25. La guérison est parfaite.

SEIZE JOURS DE TRAITEMENT.

En boisson.

Iodure de potassium...... 5 gr. environ.
Iode pur................ 15 cent. envir.

En lavements.

Iodure de potassium...... 16 gr.
Iode pur... .... 80 cent.

Les prescriptions ont été mal exécutées par les parents de Cart; la mère, surtout, a trop écouté les répugnances et les mutineries de son fils, qui a plusieurs fois refusé de boire les solutions pour boisson. Les lavements aussi ont été sacrifiés, et souvent ce petit indocile n'a pu les garder plus d'une minute. Ces contre-temps peuvent bien changer les choses et faire croire à l'inefficacité d'une excellente médication.

ONZIÈME OBSERVATION.

Iches (Auguste), six ans et demi, rue Rochechouart, cité Napoléon. D'un tempérament strumeux, d'une santé habituelle inconstante, au service médical à domicile. D'après les renseignements fournis, les anormalités prodromiques datent de huit jours et se sont traduites par de l'accablement, de la céphalalgie, de l'inappétence, de l'anorexie, de la diarrhée, etc.

Le 16 septembre 1856, figure décolorée, expression hébétée ; langue pâteuse, collante, blanchâtre ; haleine fade ; sensibilité légère de l'abdomen ; tension de la région iléo-cœcale ; peau modérément chaude ; pouls à 120, petit et mou ; toux, râle sibilant disséminé ; constipation.

Potion à l'huile de ricin.

Le 17, Iches n'est pas dans un état plus satisfaisant ; une épistaxis assez forte, ce matin, est venue augmenter la prostration et l'hébétude ; vomissements de matières verdâtres, anxiété, pouls misérable, etc.

Trois cuillerées à bouche de la solution formule n° 5 ; matin et soir, le lavement formule n° 2 ; trois cuillerées à bouche d'un mélange en partie égale de sirop de quinquina et de tolu, bouillon coupé.

Le 18, situation inquiétante.

Trois cuillerées à bouche de la solution n° 4, deux lavements n° 3. Le reste, *ut supra*.

Le 19, le malade n'est pas pire.

Le 20, amélioration légère.

Le 23, entrée en convalescence.

Deux potages.

Le 25, guérison.

SEPT JOURS DE TRAITEMENT.

En boisson.

Iodure de potassium......	2 gr. environ.
Iode pur................	7 cent.

En lavements.

Iodure de potassium......	6 gr.
Iode pur................	38 cent.

Nous avions affaire à un cas plus grave que celui de la huitième observation, et pourtant le traitement iodo-ioduré a été on ne peut pas plus heureux.

DOUZIÈME OBSERVATION.

Il s'agit ici d'un enfant de onze mois. Sous le rapport de l'âge, le fait est déjà intéressant, car la fièvre typhoïde est rare à cette époque de la vie, bien que M. Brichetau ait montré, en 1841, à l'Académie de médecine, les traces de la dothénentérile sur l'intestin d'un enfant de dix mois. Mais ce fait n'est pas moins remarquable par la promptitude avec laquelle notre traitement a agi, malgré le temps perdu, comme on va le voir.

Appelé le 23 décembre 1856, rue du Poirier, à Montmartre, par le nommé Hespes, pour donner mes soins au petit être qui fait le sujet de cette observation, je crus voir d'abord une de ces diacrises si communes chez les enfants en bas âge soumis à une alimentation grossière (1), avec proéminence du ventre, diarrhée, toux, atrophie des membres, etc. Trois à quatre jours se passent à observer, à donner des conseils d'hygiène, à prescrire des lavements, des cataplasmes, etc., lorsque la persistance de la diarrhée, le météorisme, la puanteur des déjections alvines, l'assoupissement, la prostration, puis l'apparition d'une poussière fine, cendrée à l'orifice des narines, les fuliginosités des lèvres, l'expression de la figure et de nombreuses

(1) Hespes arrivait de la campagne, où on l'avait gorgé de soupes lourdes, de bouillie, de pommes de terre, etc.

ecchymoses sur l'abdomen, me font penser à une décomposition générale des humeurs produite par une cause septique, disons le mot, à la fièvre typhoïde. Étais-je dans le vrai ? N'importe ; pénétré de ce diagnostic, j'aborde, le 26, le traitement iodo-ioduré, et je prescris pour commencer :

Deux cuillerées à bouche de la solution formule n° 1 ; matin et soir, le lavement n° 1; quatre cuillerées à bouche de sirop de quinquina, une cuillerée d'heure en heure, et quelques cuillerées de bouillon de poulet.

Le 27, le pauvre moribond, qui depuis trois jours était dans une immobilité complète, fait quelques mouvements, et du silence absolu il passe à des cris de douleur, occasionnée par une large excoriation au sacrum, douleur qu'il ne paraissait pas ressentir la veille.

Deux cuillerées à bouche de la solution n° 2, deux lavements formule n° 2, bouillon de poulet, sirop de quinquina, etc.

J'invite les parents à promener l'enfant dans leurs bras au lieu de le laisser croupir dans son berceau.

Le 28, le pouls s'est relevé ; les crieries sont incessantes ; le ventre est un peu affaissé ; il y a moins de dévoiement, la physionomie n'est plus la même.

Les 29, 30 et 31, progression très-remarquable vers le mieux.

Le 2 janvier 1857, on ne peut être plus satisfait. Je quitte le malade.

DIX JOURS DE TRAITEMENT.

En boisson.

Iodure de potassium......	2 gr.
Iode pur................	3 cent.

En lavements.

Iodure de potassium.......	10 gr.
Iode pur....	60 cent.

Cette guérison inespérée a bien étonné du monde.

TREIZIÈME OBSERVATION.

Madame Brunet, ouvrière, âgée de trente-trois ans, à Paris depuis deux années, demeurant faubourg Saint-Antoine, 196, femme paraissant très-forte, mais entachée de struma sous la forme diathésique, et ayant subi des accidents dépendant de cette diathèse, s'est accouchée il y a trois mois. Sa grossesse avait été pénible et traversée par des pertes utérines, qui plus d'une fois avaient fait craindre l'avortement. Néanmoins, l'enfant est venue à terme, vivante, bien portante, et l'accouchement ainsi que ses suites n'ont rien présenté d'anormal. Mère nourrice, elle a du lait en abondance, et depuis sa délivrance jusqu'au 15 décembre 1856, elle n'a cessé de jouir d'une bonne santé. Mais à peu près à cette date, les voies digestives se dérangent; il survient du dévoiement, de l'oppression, de la chaleur avec un peu de fréquence et coloration vive de la face, de la céphalalgie, etc.

Que pouvait-on diagnostiquer, et surtout que devait-on faire? Quelques lavements amidonnés, des boissons adoucissantes et la diète semblaient devoir calmer cette indisposition. Le 19, la diarrhée est réduite, et madame Brunet serait revenue à la santé si le pouls n'était développé, dur et fréquent, et si elle n'était importunée par des bouffées de chaleur qui sans cesse lui montent au visage. Pensant alors que la pléthore pouvait causer tout cela, j'ordonne l'application de douze sangsues à l'anus. Le lendemain, la malade trouve sa tête moins pesante ; elle se sent mieux ; elle essaye de prendre un potage et donne le sein à sa fille. Trois jours se passent.

Le 23, de grands changements se sont opérés. Je puis alors y voir plus clair. Examen : la face est animée comme avant l'émission sanguine ; stupeur, prostration, céphalalgie atroce, lèvres rouges et sèches ; le ventre n'est ni ballonné ni sensible à la pression ; le pouls est dur et fréquent ; diarrhée légère. La malade a toute son intelligence et affecte une certaine gaieté au sortir de sa somnolence ; les seins contiennent encore assez de lait pour m'obliger à les faire vider à l'aide d'une pipe, je dis à l'aide d'une pipe, car sans vouloir entrer dans des détails tendant à expliquer les motifs qui m'ont fait ordonner ce moyen artificiel, je me contente de dire que j'avais trouvé prudent de faire donner une autre nourrice à l'enfant. Nul doute n'existant plus dans mon esprit sur la nature de la maladie, je prescris :

Trois cuillerées à bouche de la solution n° 4, deux lavements n° 5, bouillon de poulet pour tisane.

Le 24, les pupilles sont largement dilatées, l'émission de l'urine a lieu sans la participation de la volonté; l'abdomen est tendu; les lèvres se couvrent de fuliginosités, et au milieu de la langue, encore humide hier, on voit un enduit brun, sec et brillant. L'auscultation permet d'entendre du râle sonore en avant et en arrière de la poitrine, notamment du côté droit; le pouls s'est élevé à 120 et a perdu de sa résistance; la malade garde un silence absolu, elle est très-sourde et n'est nullement en rapport avec ce qui l'entoure.

Addition au traitement du 23, quatre cuillerées à bouche de sirop de quinquina.

Le 25, paroles brusques et incohérentes; épistaxis; pouls fréquent et dépressible.

Traitement *ut supra.*

Le 26, les évacuations alvines ont eu lieu deux fois sans que la malade en ait eu la conscience; il en est de même de l'émission de l'urine. Les seins sont affaissés, et si l'on en presse les bouts, il en sort quelques gouttes de lait épais et visqueux.

Continuation du traitement iodo-ioduré. On substitue au bouillon de poulet celui de viande de bœuf.

Le 27, aux phénomènes généraux qui ne s'amendent pas, vient s'ajouter de la matité à la partie postérieure droite de la poitrine.

Addition au traitement spécial, l'application d'un emplâtre de poix de Bourgogne émétisé à la partie postérieure droite de la poitrine.

Le 28, ni mieux, ni pire; à la diarrhée a succédé la constipation.

Suspension du traitement antiseptique, potion à l'huile de ricin.

Le 29, moins de tension du ventre; gargouillement à l'hypocondre droit.

La médication des 26 et 27 est reprise.

Le 30, les accidents septiques résistent, et la pneumonie ne cède pas.

Quatre cuillerées à bouche de la solution pour boisson formule n° 4, trois lavements formule n° 5. Continuation du bouillon coupé.

1er janvier 1857, point d'aggravation. La pneumonie domine la scène. Le pouls est à 110 et toujours très-mou.

Traitement du 30 décembre.

Le 2, même situation.

Le 3, moins de stupéfaction. L'intelligence revient. La malade accuse une grande faiblesse.

Au traitement spécifique et au bouillon de bœuf, je fais ajouter l'usage de six cuillerées à bouche de sirop de gentiane par jour.

Les 4 et 5 permettent de signaler de l'amélioration.

Le 6, décidément la malade est mieux. Si ce n'était l'état de la poitrine, la convalescence ne serait pas éloignée.

Application d'un large vésicatoire à la partie antérieure de la poitrine, sans préjudice du traitement iodo-ioduré.

Le 8, la matité a beaucoup diminué. Râle sous-crépitant de retour dans l'espace qu'il occupait. Pour la septicité, il n'en faut plus parler.

QUINZE JOURS DE TRAITEMENT ANTISEPTIQUE.

En boisson.

Iodure de potassium...... 6 gr.
Iode pur................. 15 cent.

En lavements.

Iodure de potassium...... 15 gr.
Iode pur................. 1 gr. 50 cent.

L'affection typhoïde de madame Brunet s'est

manifestée d'une manière insidieuse ; la gravité en était certainement plus que moyenne. Dans cette circonstance, les iodiques nous ont prouvé la justesse du diagnostic que nous avions porté après quelques jours d'incertitude. Quant à leur influence curative, elle a été pour nous incontestable.

QUATORZIÈME OBSERVATION.

Élisa Chevalier, âgée de sept à huit ans, rue Rochechouart, 31, maison Godillot. Enfant de Paris, aux secours médicaux à domicile. Sa taille est petite pour son âge et ses formes sont grêles ; son cou est sillonné de cicatrices provenant d'adénites qui ont suppuré.

Les prodromes ont débuté le 11 mai 1857. Ils ont été ce qu'ils sont d'ordinaire, à quelques variantes près. Aujourd'hui, Élisa ne peut se tenir debout sans s'évanouir.

Le 16, la figure est médiocrement rouge, les yeux sont larmoyants, la prostration et la stupéfaction très-prononcées. Quoique la jeune malade ait sa pleine connaissance, on se met difficilement en rapport avec elle ; elle pleure si on l'excite à parler ; les lèvres et la langue sont couvertes d'un mucus visqueux ; il n'y a ni tension, ni douleur abdominale; l'épigastre est sensible au palper ; les nausées se répètent souvent ; pouls petit et mou ; constipation après plusieurs jours de diarrhée.

Potion à l'huile de ricin, etc.

Le 17, quatre selles abondantes par le mélange huileux du 16 ; gargouillement au côté droit de l'hypocondre ; la sensibilité épigastrique s'est étendue à l'abdomen ; le pouls est le même.

Trois cuillerées à bouche de la solution n° 4, deux lavements n° 5, bouillon de poulet, deux cuillerées à bouche de sirop de quinquina.

Le 18, une forte épistaxis ce matin ; râle sibilant et rhoncus en avant et en arrière de la poitrine ; le pouls est à 130 et résiste faiblement à mes doigts qui le pressent.

Rien à changer au traitement.

Le 19, même état.

Le 20, taches rosées lenticulaires vers la région ombilicale ; poussière cendrée à l'orifice des narines ; visage ridé, vieilli. J'apprends que les lavements iodo-iodurés sont difficilement gardés. J'invite les parents à mettre beaucoup d'adresse dans cette opération et à la surveiller.

Traitement des 17, 18, etc.

Le 22, moins de prostration ; du côté de la poitrine, point d'aggravation.

Traitement *ut supra*.

Les 23 et 24, même état.

Le 25, amélioration. Des difficultés dont je n'ose parler m'obligent à abandonner le traitement spécifique.

Le 27, le ventre est météorisé, l'enfant délire, nous rétrogradons. Enfin, je puis reprendre la médication iodo-iodurée et la continuer.

Le 1er juin, convalescence.

Addition au traitement antiseptique, deux potages au bouillon de bœuf, sirop de quinquina, eau vineuse.

Le 3, de la rougeur s'était manifestée avant-hier au cuir chevelu, et à ma visite de ce jour, je reconnais deux énormes tumeurs qui présentent déjà de la fluctuation. De ces abcès, qu'on peut qualifier d'abcès critiques, s'écoule, par l'ouverture que je pratique, une quantité prodigieuse de pus.

Je soutiens la médication antiseptique, j'ordonne des injections iodées dans la tumeur, puis du bouillon froid et dégraissé, des potages, du vin de gentiane.

Malgré l'étendue du décollement qui ne pouvait manquer de résulter d'une pareille collection purulente, la guérison de ces abcès a marché vite, et celle de la jeune malade s'est accomplie.

VINGT-DEUX JOURS DE TRAITEMENT.

Il m'est impossible de donner pour cette observation, comme à la suite des précédentes, la quantité d'iodure de potassium et d'iode pur administrés dans les boissons et dans les lavements, tant il y a eu d'obstacles indépendants de ma volonté et de mes prescriptions, obstacles qui m'ont permis de voir encore combien il était dangereux de suspendre la médication iodo-iodurée à la première amélioration, et combien il était indispensable que les lavements médicamenteux fussent retenus aussi longtemps que possible.

QUINZIÈME OBSERVATION.

Rivierre, jeune garcon de douze ans, rue Rochechouart, cité Napoléon, à Paris depuis cinq ans, d'une constitution peu forte, mais n'ayant jamais eu que de légères indispositions, est pris à la fin du mois de juin 1857, sans cause appréciable, d'inappétence, de céphalalgie, d'étourdissements, de douleurs hypogastriques, de frissons pendant le jour, de chaleur la nuit, etc. Il a vomi plusieurs fois, et plusieurs fois il a eu des déjections diarrhéiques dont la puanteur a fixé l'attention des parents.

Le 5 juin, Rivierre, ne pouvant résister au sentiment de froid qu'il éprouve, et d'ailleurs étant sans force, on est obligé de le coucher. La figure n'a pas son expression habituelle, mais elle n'est pas stupéfaite; l'intelligence est nette; la langue est humide, blanchâtre, un peu rouge à sa pointe; la soif est modérée; l'abdomen est à peine météorisé, et l'on ne réveille aucune sensibilité en le comprimant; le pouls est à 115 sans développement; un peu de dévoiement; point de toux.

Trois cuillerées à bouche de la solution n° 4, deux lavements n° 5, orangeade sucrée.

Le 6, l'épigastre est douloureux; plus de chaleur et de sécheresse à la peau; persistance de la diarrhée; toux de temps en temps.

Même médication, à l'exception de l'orangeade remplacée par du bouillon coupé.

Le 7, éruption typhoïde rare; rien autre.

Le 8, le pouls a perdu de sa fréquence; mieux.

Le traitement antiseptique est continué jusqu'au 12. Le 10, le malade était en convalescence.

HUIT JOURS DE TRAITEMENT SPÉCIAL.

En boisson.

Iodure de potassium...... 2 gr. 50 cent.
Iode pur................ 6 cent.

En lavements.

Iodure de potassium...... 7 gr.
Iode pur................ 70 cent.

Les phénomènes typhoïdes n'ont pas présenté

de gravité chez le jeune Rivierre; mais pour nous qui avons fait une étude de la médication iodo-iodurée, nous avons parfaitement saisi l'influence qu'elle est venue exercer dans cette maladie.

SEIZIÈME OBSERVATION.

Je suis invité, le 1er août 1857, par une lettre de la mairie, à donner mes soins à la nommée Julie Massiot, rue Rochechouart, 75. Cette enfant est âgée de onze ans.

On m'apprend que sa santé ne s'est jamais dérangée, et l'on me renseigne fort mal sur les indispositions qui ont précédé ma visite.

J'arrive donc sans préambule au récit de ce que j'ai vu : Les traits sont altérés; la malade est étendue en travers dans son lit; elle est en proie à une surexcitation nerveuse alternant avec de l'assoupissement; l'incohérence de ses paroles ferait croire à de la folie; la bouche est typhoïde au plus haut degré. En palpant l'abdomen on sent de l'empâtement plutôt que du météorisme et cette tension du côté droit de l'hypocondre que j'ai souvent rencontrée. Pour la douleur, la malade grimace et se plaint surtout lorsqu'on palpe au-dessus de l'ombilic; la peau est chaude et aride; le pouls est fréquent, petit et mou; constipation.

Potion à l'huile de ricin, thé sucré.

Le 2, la potion a été vomie.

Émulsion additionnée de scammonée, tisane de pulpe de casse sucrée.

Le 3, le dernier laxatif a été plus heureux que le premier; il a été accompagné de beaucoup de matières d'une horrible puanteur; le ventre semble moins tendu; l'ouïe est dure; délire vers le soir.

Trois cuillerées à bouche de la solution n° 4, deux lavements n° 5, bouillon de poulet.

Le 4, pas d'amélioration. Les deux lavements ont été sacrifiés ou gardés peu de temps. C'est un inconvénient qu'il faut éviter à tout prix. Je recommande à la mère de pincer fortement l'anus après l'introduction du liquide.

Médication du 5.

Les 5, 6, 7 et 8 donnent à espérer.

Le 10, l'enfant est plus éveillée; la figure est moins altérée; il y a plus de suite dans les idées.

Rien à changer au traitement.

Le 12, tous les symptômes se sont amendés. La petite malade veut qu'on lui donne un morceau de pain, et pleure au refus d'accéder à sa demande.

Deux potages au tapioca, eau vineuse, traitement antiseptique.

Le 13, Julie est restée quelques minutes levée.

Ut supra.

Le 15, convalescence.

On joint au traitement du 12 quatre cuillerées à bouche par jour de vin de quinquina.

Les iodiques sont continués les 16, 17 et 18. La guérison paraît alors certaine. Cependant le lendemain, cette pauvre enfant, subissant le sort d'Élisa Chevalier (*quatorzième observation*), est encore condamnée à souffrir par l'apparition d'un abcès au front. Mais enfin, après l'ouverture de cet abcès, le rétablissement marche à grands pas.

Vin de quinquina, huile de foie de morue. Je ne revois plus la malade.

QUINZE JOURS DE TRAITEMENT.

En boisson.

Iodure de potassium......	6 gr. environ.
Iode pur...............	15 cent.

En lavements.

Iodure de potassium......	15 gr.
Iode pur...............	1 gr. 50 cent.

DIX-SEPTIÈME OBSERVATION.

Cette observation a été recueillie par M. le docteur Nilo, médecin du chemin de fer du Nord à la gare de la Chapelle Saint-Denis.

Le 3 septembre 1857, je fus appelé en consultation par ce confrère pour le nommé Véry, jeune homme de dix-sept ans, demeurant rue Martin, 8, à la Chapelle. Ce malade était alité depuis douze jours, et d'après l'historique de M. le docteur Nilo, les phénomènes typhoïdes n'avaient pas fait défaut jusqu'à ce jour. Du reste, la maladie était parfaitement caractérisée, et même la position de Véry était des plus graves.

État actuel :

Coma vigil ; intelligence perdue ; délire ataxique ; abdomen ballonné outre mesure ; figure amaigrie, jaune, cadavérique ; langue sèche, fendillée et très-brune, comme les lèvres et les dents ; pouls de 130 à 135, irrégulier, insaisissable ; toux, dyspnée avec râle en quelque point de la poitrine qu'on ausculte ; déjections alvines et émission de l'urine involontaires, etc. Mon confrère, voulant se conformer à ma médication, cette prescription fut faite ; ce mélange laxatif, d'abord :

Huile de ricin............	} ãa 50 grammes.
Sirop de limon............	
Eau de fleur d'oranger.....	15 grammes.

Le lendemain :

Trois cuillerées à bouche de la solution n° 4 ; matin et soir, le lavement n° 5, en ayant soin de faire précéder chaque injection médicamenteuse d'un demi-lavement à l'eau tiède ; bouillon de poulet, cataplasmes, etc.

Le 5. A dater de ce jour, tout ce qui suit m'a été transmis par M. le docteur Nilo.

« Dix heures du matin. Pouls moins mou

qu'hier, et moins fréquent, 110 pulsations; langue sèche, couverte d'une couche jaunâtre, excepté sur les bords, où elle est rouge et également sèche; hésitation dans l'émission des idées, et pourtant la parole est un peu moins difficile; facies offrant moins d'hébétude; peau haliteuse. Le malade avait eu trois fortes garde-robes après le laxatif huileux; le lavement à l'eau tiède du matin avait encore entraîné des matières, et le lavement médicamenteux n'avait pas été rendu. Diminution du météorisme.

» Six heures du soir. 120 pulsations. Ventre plus tendu. Chaque lavement antiseptique a été conservé sept à huit minutes. Plus de chaleur et de sécheresse à la peau; urine rouge pas trop rare; langue un peu plus sèche. Il y a plus de vague dans les idées.

» Même traitement.

» Le 6, 110 pulsations; l'artère résiste davantage; tension abdominale amoindrie. Le lavement médicamenteux d'hier au soir a été complétement absorbé, et celui de ce matin a favorisé deux garderobes une demi-heure après.

Même état de la langue et des facultés intellectuelles. Grande surdité.

» Le 7, pouls à 95, régulier, élastique; chaleur douce de la peau; langue moins chargée et humide. La parole est plus nette et plus facile; l'intelligence revient. Le malade est toujours très-sourd. Ventre moins tendu et moins chaud; l'urine, sans odeur particulière, est moins rouge. Chaque lavement antiseptique a été conservé de six à sept minutes, et l'un et l'autre ont été suivis de deux à trois selles.

» Addition au traitement spécifique, quatre cuillerées à bouche de sirop de quinquina.

» Le 8, le pouls est comme le 7; langue plus sèche; météorisme et sensibilité de l'abdomen à la pression; respiration précipitée avec rhoncus dans toute l'étendue de la poitrine; somnolence à ne pouvoir réveiller le malade; pas de déjections d'aucune espèce depuis la veille au matin.

Lavement avec du lait et de la mélasse, sans préjudice de la médication antiseptique.

» Le 9, pouls à 90; ventre moins ballonné; peau moins chaude; la langue comme hier.

Le malade reste plus longtemps éveillé. Le lavement laxatif a entraîné des matières d'une grande puanteur.

» Le 10, cinq heures du soir. Pouls de 90 à 95, sans vigueur; peau fraîche. Le ventre, moins ballonné, est aussi moins chaud. La langue est humide et commence à se dépouiller de son enduit au centre. Les facultés intellectuelles reprennent leur essor normal, et la parole devient facile. La constipation domine. Les lavements sont toujours gardés plus de six minutes.

» On donne, le lendemain matin, 11 du courant :

» Le mélange laxatif qui figure sur la prescription du 5; mais la médication antiseptique est reprise à dix heures de cette même matinée.

» Le 11, deux heures de la journée. Le purgatif a occasionné quatre garderobes. Les lavements médicamenteux ont été donnés et gardés dix à douze minutes. Les solutions pour boisson n'ont jamais été vomies. Le ventre est très-affaissé et d'une souplesse normale. Le gargouillement, dont on n'a rien dit jusqu'à présent, mais qui a été observé plusieurs fois, n'existe plus. Le pouls reste assez fréquent et pauvre. Le malade demande à manger.

» On accorde deux potages légers au tapioca.

» Le 13, trois heures du soir. Pouls à 96; abdomen comme hier; langue encore un peu saburrale; peau fraîche; constipation. Les lavements ont été rendus tels qu'ils ont été pris. La nuit a été bonne, le sommeil calme. On continue à lui donner deux potages au tapioca. Demain, suspension de la médication antiseptique.

» Le 14, même position.

» Le 15, langue rosée; le ventre est un peu ballonné, sans cependant l'être plus que le 14; la température de la peau est toujours assez élevée; le pouls se soutient à 100.

» Mélange huileux du 5.

» Reprendre demain le traitement antiseptique; plus, de deux heures en deux heures, une cuillerée à bouche de ce mélange :

» Sirop de goudron....... 100 grammes.
» Citrate de fer.......... 2 grammes.
» Mêlez.

» Le 16, même situation. Le malade a eu d'abondantes garderobes à la suite du laxatif huileux administré le 15.

Le 17, six heures du soir. 90 pulsations; langue

rosée, sans enduit saburral ; peu de météorisme. La nuit a été excellente.

» Les 18 et 19, la langue se maintient humide et rosée, le météorisme est le même, ainsi que la constipation.

» Addition à la médication antiseptique, quatre cuillerées à bouche par jour de gelée de lichen.

» Le 21, tout va bien, la parole est franche, la voix sonore et la surdité diminuée ; constipation opiniâtre.

» On continue la solution pour boisson. Les lavements médicamenteux sont suspendus depuis le 19. On vient d'administrer un lavement laxatif.

» Le 22, légère augmentation du météorisme, le lavement du 21 a pourtant entraîné beaucoup de matières.

» Ce soir, reprise des lavements antiseptiques.

» Le 23, le pouls ne dépasse pas 90 pulsations. Le météorisme n'a fait que paraître et disparaître. Le lavement spécifique d'hier a provoqué deux bonnes selles, et celui de ce matin a été rendu seul quelques minutes après.

» Le 25, l'amélioration est réelle, les lavements

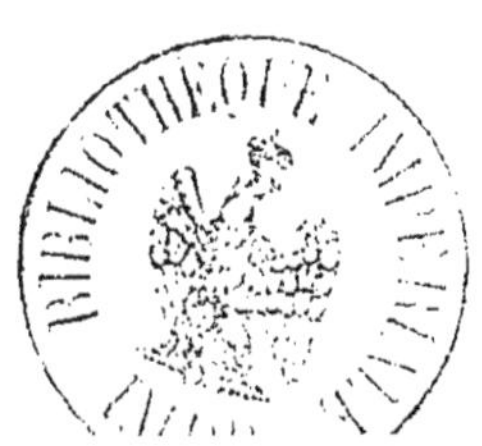

antiseptiques ont été suspendus pour aujourd'hui, demain matin on y reviendra.

» Le 26, l'amélioration ne se dément pas.

» On accorde une demi-tablette de chocolat avec un peu d'eau fraîche.

» Le 27, à cela près d'un peu de toux, le malade est en convalescence.

» Néanmoins, la médication spécifique est continuée jusqu'au 30. Guérison. »

Cette observation de M. le docteur Nilo est extrêmement concluante, surtout si l'on considère la position grave, et je dirai même désespérée, dans laquelle était Véry au commencement de notre traitement. On a dû remarquer aussi que notre confrère a cru devoir quelquefois suspendre la médication spécifique, ou la prescrire incomplète.

Ce manque de foi aurait pu compromettre le succès, il n'en a rien été.

IL A ÉTÉ DONNÉ

En boisson :

Iodure de potassium..... 8 gr. environ.
Iode pur............... 20 cent. environ.

En lavements :

Iodure de potassium..... 20 gr. environ.
Iode pur............. 2 gr. environ.

DIX-HUITIÈME OBSERVATION.

Mademoiselle Héraut, ouvrière fleuriste, demeurant Grande-Rue de la Chapelle, 21, âgée de vingt et un ans, bien réglée et ordinairement bien portante, commence à se sentir malaise le 15 septembre 1857. Faire ici l'énumération du prodrome dont la mère de cette jeune personne occupe ma première visite, ce serait imposer au lecteur trop d'ennui et l'éclairer fort peu; je sais seulement qu'avant de prendre le lit elle avait perdu l'appétit, qu'elle ne pouvait ni travailler ni marcher, qu'elle avait beaucoup souffert de la gorge, et qu'elle avait eu le corps dérangé.

23 septembre. Face pâle, regard d'une expression vague, mouvements lents, paroles mollement prononcées ; l'intelligence est loin d'être ce

qu'elle devait être, car cette demoiselle, qui depuis cinq jours recevait les soins d'un autre médecin, ne s'aperçoit pas à mon arrivée de ce changement. Chaleur et sécheresse de la peau ; céphalalgie ; un peu de douleur à l'épigastre; difficulté à exécuter la déglutition ; les lèvres sont animées ; la langue est couverte de mucosités gluantes et filandreuses ; peu de météorisme, mais du gargouillement au lieu d'élection ; le pouls est à 120; ni toux ni dyspnée ; pas de selles depuis trente heures.

Potion à l'huile de ricin, orangeade miellée.

Le 24, nulle modification en faveur de la malade malgré plusieurs selles liquides et jaunâtres, au contraire, plus de prostration et de soif.

Trois cuillerées à bouche de la solution n° 4 ; matin et soir, le lavement n° 5 ; trois cuillerées à bouche de sirop de quinquina, bouillon de poulet.

Le 25, épistaxis, taches typhoïdes assez nombreuses et bien caractérisées sur le ventre ; le pouls est toujours fréquent.

Les 26 et 27, peu de changements.

Le 28, la figure est plus intelligente; la malade n'a pas été à la garderobe depuis le 27.

Potion à l'huile de ricin. A demain le traitement spécial.

Le 29, à quatre heures de l'après-midi, tout semble annoncer une convalescence prochaine.

Le 1er octobre, de nouveaux accidents sont venus détruire les espérances du 29; il y a de la dyspnée, de la toux, l'auscultation révèle la bronchite. A l'occasion de l'apparition brusque de ces symptômes fâcheux, j'observerai que la mère avait plusieurs fois, à mon insu, changé la jeune malade de linge de corps et de draps de lit, en poussant l'imprudence jusqu'à ne pas faire chauffer ce linge; aussi la peau est brûlante et le pouls est d'une fréquence qu'il avait perdue.

Julep gommeux, tisane aux fruits pectoraux, sans abandonner la médication iodo-iodurée.

Les 2, 3, 4 et 5, je ne suis guère plus satisfait que le 1er octobre.

Le 7 n'est pas plus rassurant.

64 grammes de manne en larmes dans une infusion pectorale, traitement spécial.

Le 8, la dyspnée est affaiblie et la toux plus douce; l'expectoration commence; disposition à suer. J'observe de l'amblyopie que j'aurais déjà reconnue quelques jours avant si j'avais examiné les pupilles.

Les 11 et 12, il s'est établi une abondante diaphorèse après laquelle la bronchite diminue énormément; les autres accidents se réduisent à peu de chose.

On joint au traitement spécial trois tasses à café par jour de bouillon de bœuf.

Les 14, 15, 16, 17 et 19 ne permettent de noter qu'une faiblesse extrême; enfin, le 24, la jeune malade a pu faire quelques pas dans sa chambre.

Elle est guérie. Plus d'amblyopie.

Le traitement iodo-ioduré est abandonné.

La médication antiseptique n'a été suspendue qu'un seul jour.

En boisson.

Iodure de potassium.....	10 gr.
Iode pur..............	26 cent.

En lavements.

Iodure de potassium.....	2 gr.
Iode pur..............	2 gr. 95 cent.

La fièvre typhoïde de mademoiselle Héraut a duré longtemps, plus longtemps que celle de Véry. Il en sera souvent ainsi, d'abord pour des raisons en dehors de la spécificité et de la thérapeutique en général, raisons que tous les médecins comprennent; puis, en ce qui touche notre traitement, lorsqu'on l'aura administré à une période avancée de la maladie. Dans ces circonstances, il est chanceux qu'il ne rencontre des difficultés de réussite qui seront relatives aux désordres organiques qui pourront en être les conséquences. D'ailleurs, tout autre traitement employé dans les mêmes circonstances est exposé au même sort; qu'il soit à l'adresse d'un principe morbide ou d'une abstraction représentée par une lésion organique, il importera toujours d'y recourir plus tôt que plus tard.

TROISIÈME PARTIE

Réflexions sur la médication iodo-iodurée.

IX

Comme on vient de le voir, dans nos observations, les préparations iodo-iodurées ont uniquement constitué le traitement, et seules elles ont triomphé. Leur emploi a été permanent et invariable.

Si quelques faibles variations ont eu lieu, c'est que l'âge des sujets et des considérations que nous avons notées les ont obligées ; ces variations ont donné sur les doses du médicament actif, c'est-à-dire sur l'iode libre.

Quant aux rares suspensions du traitement, on ne fait pas tout ce qu'on veut dans la clientèle. On y rencontre des empêchements contre lesquels il est difficile de lutter.

En fait d'adjuvants, nous avons eu souvent recours aux laxatifs huileux ou salins. Les évacuants intestinaux sont de tous les agents thérapeutiques ceux qui, après les iodiques, peuvent le mieux seconder nos vues.

Nous les avons presque toujours invoqués lorsque la constipation existait depuis deux à trois jours, constipation qui se montre quelquefois après la diarrhée, ou sans en avoir été précédée.

Dans les cas de retrait accompagné ou non de météorisme ou d'empâtement abdominal, soit au début, avant de commencer le traitement antiseptique, soit pendant qu'il fonctionnait, ce qui est plus rare, nous avons jugé qu'il fallait se hâter d'en débarrasser les malades.

Ce serait commettre une grande faute que de ne pas se conduire ainsi dans ces circonstances, qui peuvent contribuer à entretenir et à augmenter l'infection, et qui, suivant le docteur Delarroque, coïncident avec une plus grande gravité de la maladie.

S'il nous est arrivé incidemment de dévier, de faire autre chose, c'est qu'une lésion organique s'est montrée persistante après la disparition des accidents typhique, ou le ur amoindrissement, et encore alors n'avons-nous pas suspendu le traitement spécifique. Tel est le cas de cette mère nourrice (*treizième observation*) où nous fûmes obligé d'appliquer un large vésicatoire sur la poitrine, à cause d'un engouement du poumon droit qui s'opposait à la convalescence.

Quant aux émissions sanguines, nous y avons renoncé, du moins dans les observations que nous avons rapportées; nous avons dit ce que nous en pensions.

Nous avons préféré soutenir et alimenter un peu nos malades que de les affaiblir par une diète trop absolue. Aux boissons aqueuses tant recommandées, nous avons généralement substitué du bouillon de poulet, et même du bouillon de bœuf coupé ou non coupé. Les malades ont bien supporté ces boissons, et pas la plus insignifiante aggravation ne s'en est suivie. Les sirops de quinquina, d'écorce d'orange, le vin étendu d'un peu d'eau, parfois permis, ont relevé les forces des malades. Et les observations aidant, d'autres toniques pourraient rendre le même service ; la septicité est essentiellement hyposthénisante.

Inutile de dire que des cataplasmes émollients ou des embrocations huileuses sont des moyens lénitifs qu'on ne doit pas se refuser.

Une précaution que nous n'avons jamais négligée, et que nous invitons à respecter, c'est de faire précéder chaque lavement antiseptique d'un demi-lavement *à l'eau simple tiède*. Nous disons *à l'eau simple* et non avec les décoctions mucilagineuses et amylacées, parce que les principes que contiennent ces décoctions pourraient, par leur affinité pour l'iode, sinon annihiler, du moins retarder l'action du métalloïde.

Ces injections à l'eau tiède avant les lavements médicamenteux servent à dégager les surfaces absorbantes, et à permettre le contact immédiat du médicament avec une plus grande étendue de la muqueuse intestinale. C'est pour cela que si faible que soit la constipation, nous nous hâtons avant tout de la vaincre par les laxatifs, indication qui ne se montre guère qu'au début, notamment avant d'avoir administré les iodiques, car le traitement iodo-ioduré une fois en train, les lavements suffisent pour tenir le ventre libre chez beaucoup de malades.

X

Le traitement spécifique paraît agir avec une inégale promptitude. Nous croyons pouvoir l'attribuer, d'abord à la constitution des malades, à leur santé habituelle, puis, cela doit être, au degré plus ou moins avancé d'intoxication, aux aptitudes morbides spéciales, et, comme raisons secondaires, aux soins plus ou moins intelligents, au local, qui peut être vaste et bien exposé, ou exigu, sombre et mal aéré, et enfin à des conditions de position que tous les médecins connaissent et qui malheureusement se rencontrent si fréquemment dans la classe indigente.

Dans tous les cas, aucune perturbation n'accompagne ce traitement; nos malades n'ont éprouvé ni nausées, ni vomissements, ni trouble du côté de l'estomac ou des intestins.

Quel que soit le respect qu'on ait pour des tissus sensibles et irritables, l'iode, dans les proportions de nos formules, et peut-être dans des proportions un peu plus élevées, ne saurait inspirer aucune crainte des dangers que les sectateurs de l'irritation ont immaginés. Ce serait faire preuve de pusillanimité que de s'occuper d'une à deux évacuations diarrhéiques qui peuvent succéder aux lavements iodés, d'autant que ces évacuations sont plutôt favorables que nuisibles. Pour la douleur, elle est nulle. Quelques malades accusent une sensation de chaleur passagère, ou disent que les lavements les pincent en entrant; d'autres ne les sentent pas plus qu'une injection d'eau de guimauve ou de son; il ne vaut donc pas la peine d'en parler.

XI

La désinfection des matières alvines et la diminution ou la disparition du météorisme sont des faits autrement dignes d'intérêt. Six à huit cuillerées à bouche de la solution pour boisson, et trois à quatre lavements amènent l'affaissement de l'abdomen , si du moins les solutions pour boisson sont digérées, et le contraire est l'exception, et si les solutions pour lavements sont gardées cinq à six minutes, car si les liquides sont rejetés aussitôt, on ne doit s'attendre à rien. Aussi recommandons-nous expressément de faire prendre les solutions pour boisson dans un liquide aqueux agréable, et d'imaginer mille expédients pour que les lavements soient retenus autant que possible.

Cette désinfection des matières alvines s'explique par la combinaison chimique de l'iode avec les gaz qui donnent lieu au météorisme et à l'odeur de ces matières. En effet, les gaz intestinaux sont de deux sortes, l'hydrogène sulfuré et le gaz ammoniac. Le premier, qui est le plus ordinaire, peut tenir à une mauvaise digestion, à l'usage des œufs ou des aliments féculents. Le second est en quelque sorte spécial à la fièvre typhoïde. En thèse générale, le météorisme tient à la présence de ces deux gaz. Eh bien, chose merveilleuse ! non-seulement l'iode agit contre la septicité, contre la cause par conséquent, mais encore il neutralise les gaz qui s'exhalent de ces matières putrides. Il se forme probablement, d'une part, de l'iodure de soufre, et d'autre part, de l'acide iodhydrique d'ammoniaque. Or, sans ces deux combinaisons, ces gaz sont condensés, et de cette nouvelle combinaison chimique doivent advenir et la diminution de l'odeur caractéristique de ces gaz et l'affaissement de l'abdomen.

Ces phénomènes singuliers et rapides sont acquis à la médication iodo-iodurée, mais ce qu'il est tout aussi important de savoir, c'est que la cause et ses effets, un instant combattus, ne sont pas moins rapides à se reproduire si l'on suspend trop vite cette médication.

Il nous a été prouvé que par cet empressement, on s'expose à voir réapparaître le météorisme, la fétidité des selles, et que tout prend un nouvel essor. C'est ce qui nous est arrivé avec le jeune Cart (*dixième observation*), chez lequel, après avoir arrêté deux fois le traitement antiseptique pour céder aux tracasseries de ses parents, nous avons vu la maladie se prolonger avec des alternatives de mieux, de pire et de mieux enfin, lorsque nous avons repris et continué la médication avec fermeté jusqu'à la convalescence confirmée.

L'absorption et l'élimination de l'iode se font rapidement. C'est d'ailleurs ce que signale M. Duroy : « Un papier amidonné, dit cet auteur, immergé dans de l'humeur provenant d'un foyer pyrigiénique dans lequel, quelques minutes avant, on avait injecté une solution iodée, ne bleuissant pas, vint fournir la preuve que ce métalloïde avait disparu, ou mieux, s'était métamorphosé en se combinant avec la matière animale. »

Pour nous, nous avons souvent reconnu dans la sueur et le mucus nasal l'odeur safranée propre aux composés d'iode, cinq à six heures après avoir pris deux à trois cuillerées d'une solution d'iodure de potassium.

De cette prompte absorption et de cette non moins prompte élimination de l'iode, il s'ensuit que ce corps doit être tenu en permanence dans l'économie jusqu'à l'extinction de la maladie, sous peine d'insuccès. Aussi, sommes-nous tellement sur nos gardes, que les manifestations de la convalescence fussent-elles subites, nous n'en continuons pas moins le traitement spécifique plusieurs jours encore.

Cette prudence ne peut manquer d'être une conduite sage qui portera ses fruits.

Mais à propos de ces convalescences d'une rapidité inespérée, nous signalerons comme fait intéressant la guérison parfaite en vingt-quatre ou quarante-huit heures de certains mouvements fébriles à type continu avec céphalalgie, épigastralgie, état suburral et peu ou point de météorisme ou d'empâtement abdominal, etc. C'est que ces pyrexies ne sont autre chose que des fièvres typhoïdes légères, à un faible degré d'intoxication, que dix à quinze centigrammes d'iode dissipent d'une façon si soudaine, que l'effet est saisissant pour tout le monde. Il a fallu l'entraînement de l'école physiologique pour donner tant de vogue à cette opinion, qu'on avait alors affaire à des gastro-entérites franches. C'est une erreur que l'observation est venue dénoncer.

Ces pyrexies sont à ce point sous l'empire de la septicité, que si on les laisse marcher elles sont susceptibles de revêtir la fièvre typhoïde la plus grave, tout en paraissant bénignes et ne semblant réclamer que le repos, la diète, des boissons tempérantes, et, à la rigueur, des purgatifs qui viennent à l'esprit de tous les gens indisposés et qui ne peuvent pas manger sans dégoût.

La septicité peut se traduire par une très-petite quantité de symptômes. Il suffira, pour la présumer, d'une fièvre légère, continue, avec chaleur et frissons de temps en temps, du mal de tête, d'un dérangement dans les fonctions digestives, d'une langue pâteuse et surtout d'une tension circonscrite à la région iléo-cœcale, puis avec cela de l'insomnie, des rêvasseries, le tout ayant été précédé de malaise et de lassitude.

Cette vérité vulgaire que la maladie doit être envisagée sous le double rapport de sa cause et de ses effets est très-sensée. La cause peut s'annuler et ses effets persister au point de constituer tout le danger par leur gravité seule.

C'est pourquoi il sera toujours si nécessaire d'entreprendre le traitement des maladies dès leur invasion.

Or, la fièvre typhoïde n'est pas de nature à exclure cette sagesse, tant s'en faut, car les désordres organiques, dont l'imminence est une espèce d'épée de Damoclès suspendue sur la tête de ces malades, peuvent créer des obstacles à la guérison indépendants de la cause septique, et obliger à s'adresser directement aux effets.

C'est ce qu'on fait dans quelques empoisonnements où, plus ou moins vite, il importe de s'occuper beaucoup plus des ravages du poison que du toxique lui-même.

Aussi, plus la médication iodo-iodurée sera administrée près des prodromes, plus son influence sera prompte et certaine. C'est en se pressant qu'on enraye le dynamisme de l'agent morbide, c'est en se pressant qu'on l'annule, c'est en persévérant au delà de la convalescence qu'on guérit.

Notre confiance dans l'utilité d'agir avec le plus de prestesse possible sur les fluides altérés est telle, que nous avons voulu, pour des raisons qui ont été exposées, que l'iode fût introduit par les deux extrémités opposées du canal intestinal.

XII

Tel est le traitement que nous avons adopté contre une affection dont les savants se sont tant occupés. Traitement nouveau, car si l'iode a d'autres applications en pathologie interne, il est tout à fait inusité dans cette grave maladie, excepté qu'on ne veuille tenir compte de l'essai bien incomplet que M. le docteur Aran en a fait en 1853 à l'hôpital de la Pitié. Mais faisons connaître, en passant, cet essai, puisque aussi bien il vient rehausser le mérite de notre idée, ou plutôt garantir notre entreprise contre ce qu'on pourrait lui trouver d'insolite et d'aventureux.

D'après M. le docteur Boinet, auteur d'un ouvrage intitulé *l'Iodothérapie*, M. le docteur

Aran aurait donné la teinture d'iode à la dose de quinze à vingt gouttes dans les vingt-quatre heures, par cinq gouttes à la fois, soit sur un morceau de sucre, soit dans un sirop quelconque ; et aussitôt, rapporte M. le docteur Boinet, la langue, qui était sèche, collante et râpeuse, a commencé à s'humecter ; le ventre est devenu plus souple, s'est détendu et a cessé d'être douloureux ; ensuite le dévoiement a diminué, et même s'est complétement arrêté. Sur *huit malades* soumis à ces gouttes de teinture d'iode à diverses phases de la maladie, un seul, arrivé à la période adynamique de quatre à cinq jours, a succombé, et encore après le développement d'une énorme parotide. Les sept autres sont entrés en convalescence au bout de quelques jours. L'un des sept vit disparaître des vomissements qui le faisaient horriblement souffrir.

Ces cures, dont *l'Iodothérapie* a seulement parlé, sont pourtant significatives, bien qu'elles n'aient éveillé ni commentaires, ni provoqué de nouveaux essais.

Les merveilles de ces quelques gouttes de teinture d'iode méritaient mieux que l'oubli.

XIII

Et maintenant, en terminant notre œuvre, faut-il craindre que le nombre de nos observations ne soit pas suffisant pour assurer des prosélytes à notre traitement, et devons-nous regretter d'avoir négligé d'en rapporter d'autres d'une date antérieure? Inutile crainte, inutile regret. Dix-huit observations avec abandon complet de tous les moyens connus et la stricte observance de nos formules, dix-huit cas *qui sont les seuls que nous ayons eu à traiter depuis le mois d'août* 1854 *jusqu'en septembre* 1857, *époque de la dernière observation,* tout cela vaut bien qu'on y songe. D'ailleurs, soyons sincère, si nous n'avons pas fait valoir les observations antérieures à celles qui figurent dans ce mémoire, c'est qu'on s'affranchit lentement de son éducation médicale, et qu'on n'arrive pas d'un seul trait à l'expérience d'un traitement. On commence par tâtonner ; en effet, nous avions lanterné, laissé marcher les symptômes, ne recourant aux iodiques qu'au sixième, septième ou huitième jour de la maladie, et même plus tard, n'ayant d'ailleurs encore arrêté un plan.

Mais, je le répète, dix-huit observations couronnées de succès disent assez pour en autoriser la publicité.

Exprimons donc hardiment le vœu de voir nos confrères s'engager dans la même voie que nous, d'expérimenter notre traitement, et nous osons leur affirmer qu'ils n'auront pas à se repentir de lui avoir sacrifié tous les autres moyens inspirés soit par les théories anciennes, soit par l'organopathie.

Avons-nous mieux que nos devanciers, mieux que les célébrités médicales qui ont écrit sur cette affection, soulevé le voile impénétrable qui en cache la cause essentielle? Hélas! non. C'est un besoin de l'esprit auquel il faut savoir mettre des bornes ; mais cette ignorance qui nous est commune n'empêche pas de dire qu'il y aurait autant de folie à dédaigner les iodiques dans cette maladie, qu'à renoncer aux mercuriaux, à l'iodure de potassium et au sulfate de quinine, parce qu'on ne connaît ni le principe de la syphilis, ni celui des pyrexies intermittentes miasmatiques. On a constaté des guérisons, et l'on a dû croire à l'efficacité des médicaments qui les avaient produites.

Pour nous, si l'on venait nous adresser le reproche d'avoir établi notre traitement sur des hypothèses, nous répondrions à la critique que si l'on condamnait au feu toutes les pages de nos livres qui contiennent des hypothèses, on prononcerait une sentence qui viendrait anéantir les plus belles comme les plus indispensables conceptions humaines, celles qui nous ont appris presque tout ce que nous savons, celles sur lesquelles se sont élevés les principaux monuments de la science.

Cet opuscule, terminé depuis plus d'une année, allait enfin vaincre notre impardonnable négligence, et être tardivement livré à l'impression, lorsque trois autres cas s'étant présentés, nous ont invité à les ajouter. Ils prouveront de plus en plus ce dont l'iode est capable dans la maladie qui fait le sujet de ce travail. Deux se sont offerts chez des enfants, un chez un adulte.

DIX-NEUVIÈME OBSERVATION.

Eugène Trapier, âgé de six à sept ans, demeurant rue Rochechouart, 90, où, je crois, il habite depuis sa naissance, enfant strumeux et d'une santé inconstante, toussant si peu qu'il fasse frais, ou sans qu'on sache pourquoi, vient à être atteint, dans le mois d'août 1858, d'une de ces bronchites qui lui sont familières. Ce fut le diagnostic porté. Quelques juleps kermétisés, des boissons pectorales et l'application d'un vésicatoire sur la poitrine font, en apparence, justice de cette maladie.

Cependant, Eugène, tout en ayant quitté le lit pour aller et venir dans sa chambre et dans la cour de la maison, n'est pas guéri; il continue à tousser; sa tête est lourde, et plusieurs fois dans la journée il s'étend sur des chaises, où il reste assoupi. C'est vainement qu'on obéit à ses caprices pour le manger, tout le dégoûte, il ne veut que boire ; ensuite, la diarrhée ne le quitte pas ; trois jours se passent.

2 septembre 1858. On me fait demander ; le jeune malade n'a pu se lever ce matin ; déjà, hier, il ne pouvait plus se tenir sur ses jambes; il se plaint beaucoup de sa tête ; sa mère me dit que la nuit passée il a poussé des cris affreux. Affaissement extrême ; le regard est triste plutôt que stupéfait; la figure est plus colorée que d'ordinaire; la peau est chaude et légèrement haliteuse ; le pouls est assez développé; les lèvres sont rouges et hérissées de fragments d'épiderme brunâtres ; la langue couverte d'une exsudation blanche et visqueuse ; le ventre est brûlant, pas trop ballonné, mais tendu et sensible à la région iléo-cœcale ; on perçoit par la pression ménagée du gargouillement léger vers cette région et dans un espace assez circonscrit; l'auscultation permet d'entendre des râles di-

vers dans toute l'étendue de la poitrine. (Etat catarrhal des bronches.) On n'est pas allé à la garderobe depuis deux jours.

Potion laxative tout de suite; le soir, un demi-lavement à l'eau tiède, suivi du lavement antiseptique n° 5; tisane pectorale miellée.

Le 3, la potion laxative a produit trois évacuations diarrhéiques peu copieuses; épistaxis de quelques gouttes; les narines sont tapissées de sang desséché; céphalalgie toujours très-douloureuse; à la tristesse du regard a succédé la stupeur; la prostration est énorme; les réponses sont paresseuses et sans fermeté, la nuit a été mauvaise et fatiguée par des hallucinations; la langue est sèche, rugueuse, brune et rouge au bord; le ventre est plus ballonné; la dyspnée est suffocante; papules rosées disséminées sur le ventre et la partie inférieure et antérieure du thorax; odeur de souris fortement prononcée; le pouls, qui était développé à ma première visite, est maintenant petit, dépressible, et donne de 115 à 120 pulsations; ondulations cloniques des muscles des bras.

Deux cuillerées à bouche de la solution n° 4; matin et soir, le lavement n° 5; bouillon de poulet.

Le 4, la première cuillerée de la solution pour boisson a été vomie, bien qu'on l'ait donnée dans un peu d'eau vineuse, enviée du petit malade; la seconde, point. Les lavements médicamenteux ont été retenus dix à douze minutes environ. Ils ont déterminé la sortie d'une assez grande quantité de matières liquides. La nuit a été plus calme, me dit-on, l'abdomen serait peut-être un peu moins météorisé, et la dyspnée moins suffocante. Néanmoins, le facies et l'aspect de la bouche sont aussi typhoïdes. Des questions adressées au malade sont difficilement entendues, et il répond avec nonchalance à celles qu'il entend. Le pouls est toujours fréquent et dépressible. L'enfant est loin d'être mieux.

Trois cuillerées à bouche de la solution n° 4, trois lavements n° 5, continuation du bouillon de poulet, quatre cuillerées à café de sirop de gentiane.

Le 5, moins de prostration, les facultés intellectuelles sont plus éveillées, il n'y a presque plus de météorisme; le gargouillement est très-appréciable. Aujourd'hui, la langue est humide et l'enduit qui la couvrait a bien changé. J'ai oublié de dire que, d'après mes ordres, on avait tous les jours nettoyé la bouche et râclé doucement la langue avec une baleine arrangée pour cela. Je ne manque jamais de recommander cette petite opération.

Même traitement du 5.

Le 6, le malade se plaint du mal de gorge; persistance de la chaleur cutanée et d'un peu de météorisme; les urines sont plus abondantes, elles ont à peu près leur couleur naturelle; rien à dire de la bouche; j'oublie de me rendre compte du gargouillement; l'enfant est assoupi et maussade.

Ut supra.

Le 7, le mieux se dessine. L'enfant a pu rester levé le temps de faire son lit.

Même médication.

Le 8, tous les phénomènes typhoïdes sont dissipés, mais la toux est tenace.

On permet trois potages dans la journée. Le traitement spécial du *4* est continué jusqu'au 9.

HUIT JOURS DE TRAITEMENT.

En boisson.

Iodure de potassium....... 2 gr.
Iode pur................. 5 cent.

En lavements.

Iodure de potassium.......	10 gr.
Iode pur.................	1 gr.

Les phénomènes morbides se sont développés lentement, d'une manière progressive. Et quoique le jeune Trapier soit d'une mauvaise constitution et qu'il soit, sans aucun doute, tuberculeux comme sa sœur, qui vient de mourir phthisique il y a six mois, l'iode n'en a pas moins eu sa puissance ordinaire sur les accidents typhiques, ce qui autorise à reconnaître que ce métalloïde est la véritable pierre de touche de la septicité typhoïde. On sait que Laennec, qui penchait pour la thérapeutique active, sut se servir des médicaments pour juger la spécificité des maladies et des diathèses.

Je ferai observer qu'à ma troisième visite (le 4 septembre), les cuillerées à bouche de la solution pour boisson ont été élevées à trois, et l'on a aussi administré trois lavements iodo-iodurés jusqu'à la fin du traitement. Était-il nécessaire de faire plus que je n'avais fait précédemment? Je n'en sais rien ; mais il est certain que depuis peu un médecin des hôpitaux de Paris, à qui on avait confié notre méthode antiseptique, a eu le courage d'être beaucoup plus hardi que moi, et qu'il n'a eu qu'à se féliciter d'avoir franchi les limites de mes formules.

Les deux observations qui suivent rappellent la forme muqueuse des auteurs. Ces états pyrétiques sont comparables à ceux d'André et de Schall (*huitième et neuvième observation*). Cependant la comparaison n'est pas parfaitement exacte, André et Schall ayant été exempts de la bronchite qui a dominé chez ces derniers.

VINGTIÈME OBSERVATION.

Faible degré de septicité chez un jeune homme de dix-huit ans.

Le 5 septembre 1858, je suis appelé pour donner mes soins au nommé Vallet, demeurant rue d'Amboise, 4. Ce jeune homme est malade depuis cinq à six jours. Il s'est mouillé, il a eu froid après, et c'est à dater de ce jour, me dit-il, qu'il a éprouvé des frissons, des malaises, de la tristesse, de la lassitude, de l'insomnie, du mal de tête, et que la diarrhée a commencé. Hier, il marchait tant bien que mal, ce matin il ne s'est pas levé. Symptômes : la figure est rouge, surtout aux pommettes, le regard est abattu et pourtant intelligent, l'humeur est morose, la peau est chaude et moite, le pouls est plein et donne de 95 à 100 pulsations régulières, la tête est douloureuse et pesante ; il y a de l'anorexie, de la soif; la langue est humide, un peu blanche, pâteuse ; les amygdales sont d'un rouge vif, de même que l'arrière-bouche; le ventre est plus empâté que ballonné, et ne présente pas de sensibilité anormale. On remarque cette tension de la région hypocondriaque droite que j'ai souvent observée ; en palpant cette région, on sent une légère crépitation (gargouillement obscur) du côté de la poitrine, on entend les râles de la bronchite. L'intestin devant être suffisamment vidé, puisque le flux diarrhéique est encore très-abondant, je débute ainsi :

Deux cuillerées à bouche de la solution n° 4, deux lavements n° 5, infusion pectorale sucrée.

Le 6, il est survenu une otite qui a fait passer une nuit atroce au malade ; la diarrhée est moins abondante.

Répéter le traitement d'hier.

Le 7, la toux est incessante. Il y a de la matité au sommet du poumon droit, coïncidant avec du craquement ; ce n'est pas de l'actualité. En toussant et sans tousser, il s'est écoulé trois à quatre fois des gouttelettes de sang du nez. Le malade est plus abattu et le visage est plus défait. Le pouls ne résiste pas autant sous les doigts qui le pressent, et il s'élève à 115 pulsations.

Médication du 5, bouillon de viande coupé.

Le 8, la douleur d'oreille s'est dissipée, la toux est moins importune ; il y a moins d'abattement.

Même traitement, bouillon de viande de bœuf pour tisane.

Le 10, il ne reste que de la toux.

On permet deux potages, et le traitement spécial est encore répété aujourd'hui, demain et après-demain.

Je ne revois plus le malade que cinq jours après. Je le trouve bien, à cela près de la toux, qui tient au mauvais état de sa poitrine.

HUIT JOURS DE TRAITEMENT SPÉCIAL.

En boisson.

Iodure de potassium.......	2 gr.
Iode pur..................	5 cent.

En lavements.

Iodure de potassium.......	8 gr.
Iode pur.......	80 cent.

VINGT-UNIÈME OBSERVATION

Jules Gilet, rue Neuve-des-Martyrs, 3, enfant de quatre ans, d'une bonne constitution et n'ayant jamais été indisposé.

12 septembre 1858. Il y a huit jours que Jules est malade ; il ne s'est pas levé depuis quatre. Les commémoratifs fournis par les parents retracent les prodromes qui dénotent le caractère de la maladie de cet enfant.

État actuel. Prostration, regard médiocrement stupéfait, visage animé, peau chaude, sans sécheresse, langue naturelle, presque pas de soif, céphalalgie indiquée par l'action de porter la main à la tête, pouls fréquent, régulier, sans soubresauts de tendons, assoupissement avec rêvasseries, morosité, dégoût d'aliments, ventre météorisé paraissant insensible au toucher, point de gargouillement, toux, râles indiquant l'état catarrhal des bronches, pas de diarrhée.

Potion huileuse laxative, bouillon aux herbes.

Le 13, la potion a produit un bon effet, le ventre est plus souple, tension circonscrite et arrondie à l'hypocondre droit, point de gargouillement; même état, du reste.

Deux lavements formule n° 5, deux cuillerées à bouche de la solution n° 4, bouillon coupé avec deux tiers d'eau.

Le 14, le petit malade a craché un peu de sang dans la nuit, il a dû venir des fosses nasales. Ni mieux, ni pire.

Traitement *ut supra*.

Le 14, moins de prostration, meilleure expression du visage, température de la peau presque naturelle; les nuits sont calmes; le ventre n'est plus météorisé.

Rien à changer au traitement. Trois tasses à café de bouillon.

Le 15, le malade tourmente pour avoir à manger.

Même traitement jusqu'au 18. Trois potages; le lendemain, des œufs à la coque.

Je cesse les visites.

HUIT JOURS DE TRAITEMENT.

En boisson.

Iodure de potassium.......	2 gr.
Iode pur.................	5 cent.

En lavements.

Iodure de potassium.......	8 gr.
Iode pur.................	80 cent.

Dans cette dernière observation, l'action septique ne s'est pas produite à un degré plus avancé que chez Vallet, dont il vient d'être parlé. Il y a eu, c'est vrai, une légère prédominance des accidents abdominaux; mais cette différence phénoménale qu'on peut noter ne nous paraît rien signifier quant à la nature de la maladie, et elle ne rend le traitement antiseptique ni plus long ni moins sûr.

Disons encore ces quelques mots en finissant : les succès que nous avons obtenus doivent-ils assurer qu'on sera toujours aussi heureux en employant les préparations iodo-iodurées dans la fièvre typhoïde? Ce serait trop beau. La force du sujet, son état de santé habituel et les conditions constitutionnelles qui rendront l'individu frappé plus ou moins apte à recevoir le poison morbide devront s'y opposer. Ensuite, le principe intoxicant pourra être d'une telle pestilence, que rien ne saurait en arrêter les ravages. C'est ce qui arrive quelquefois, notamment dans les épidémies, où le malade est, pour ainsi dire, foudroyé comme si un poison actif et rapide avait envahi l'économie. Que doit-on prétendre obtenir d'un traitement, si bon qu'il puisse être, lorsque la malignité incombe à ce point que, dès le début de la maladie, la prostration est extrême, le pouls petit, redoublé, faible à ne plus le sentir si peu que les doigts pressent l'artère, et que la mort est peinte sur la figure du malade? Rien, assurément. Néanmoins, et nous sommes pénétré de cette pensée, c'est sur les iodiques promptement administrés et à de hautes doses, si le danger est pressant, que pourront reposer les faibles lueurs d'espoir de conjurer ce terrible orage.

FIN.

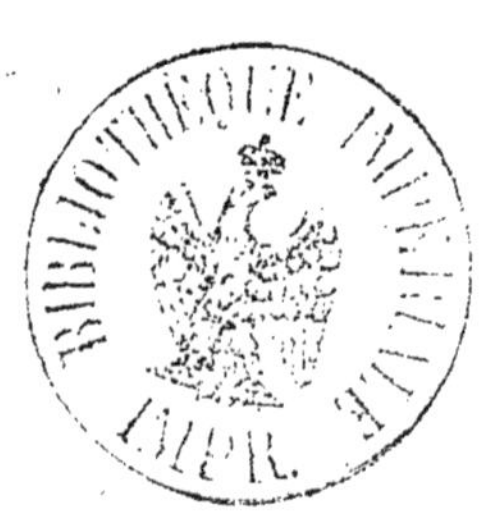

Paris. — Typ. de H. S. Dondey-Dupré, rue Saint-Louis, 46.

www.ingramcontent.com/pod-product-compliance
Ingram Content Group UK Ltd.
Pitfield, Milton Keynes, MK11 3LW, UK
UKHW020228220726
13923UKWH00002B/565